古醫籍稀見版本影印存真文庫

心印紺珠經

明·李湯卿 撰

中醫古籍出版社

責任編輯　孫志波
封面設計　張雅娣

图书在版编目(CIP)数据

心印绀珠经／(明)李汤卿撰. —北京:中医古籍出版社, 2016.4
(古医籍稀见版本影印存真文库)
ISBN 978－7－5152－0750－6

Ⅰ. ①心… Ⅱ. ①李… Ⅲ. ①医案－汇编－中国－明代 Ⅳ. ①R249.48

中国版本图书馆 CIP 数据核字(2015)第 268685 号

古醫籍稀見版本影印存真文庫
心印紺珠經　明・李湯卿　撰

出版發行　中醫古籍出版社
社　　址　北京東直門内南小街 16 號(100700)
印　　刷　北京金信諾印刷有限公司
開　　本　850mm×1168mm　32 開
印　　張　8.875
字　　數　112 千字
版　　次　2016 年 4 月第 1 版　2016 年 4 月第 1 次印刷
印　　數　0001～3000 冊
書　　號　ISBN 978－7－5152－0750－6
定　　價　20.00 圓

國家古籍出版

專項經費資助項目

據中國中醫科學院圖書館藏明嘉靖廿六年丁未趙瀛刊本影印原書版框高二一〇毫米寬一四三毫米

出版説明

中醫藥學是中華民族優秀傳統文化的重要組成部分，是我國醫學科學的特色，也是生命科學中具有自主創新優勢的領域。歷代存留下來的中醫典籍是我國寶貴的文化遺産，其承載着中華民族特有的精神價值、思維方法、想象力和創造力，是中醫藥科技進步和創新的源泉。對中醫古籍進行保護與整理，即是保護了我國全部古籍中的一個重要的組成部分。

《古醫籍稀見版本影印存真文庫》在全面調查現存古醫籍版本情况的基礎上，遴選出五十餘種具有較高學術價值、文獻價值的古醫籍，對其稀見的版本進行搶救性地挖掘整理，其内容涵蓋中醫臨床内、外、婦、兒、針灸、五官各科及基礎理論等領域。這些版本多爲亟待搶救的瀕危版本、珍稀版本、孤本、善本，或者曾經流傳但近幾十年來世面上已很難見到的版本，屬於讀者迫切需要掌握的知識載體，具有較大的出版價值。爲方便讀者閱讀與使用，本叢書整理者對所遴選古籍的版本源流及存世狀况進行了考辨，撰寫了提要，簡介了作者生平，評述了著作的學術價值；爲避免在整理過程中出現各種紕漏，最大限度地保留文獻原貌，我社决定採用影印整理出版的方式。

此次所選書目具有兩個特點：一是以學術性和實用性兼顧爲原則，選擇凝結歷代醫藥學家獨到理論精粹及豐富臨床經驗的精品力作，突出臨證實用，并且充分注重各類中醫古籍的覆蓋面，除了喉科之外，其余各類均有涉及；二是選擇稀見版本，影印出版，不僅可以避免目前市場上古籍整理類書籍魚目混雜、貽誤后學之弊，而且能够完整地體現歷史文獻的真實和完整性，爲讀者研習中醫提供真實的第一手資料。該叢書對於保護和利用中醫藥古籍，發揚和傳承中醫藥文化，更好地爲中醫藥科研、臨床、教學服務具有重大的意義。

我社自二十世紀八十年代成立以來，陸續出版了大型系列古籍叢書，影印的有《中醫珍本叢書》《文淵閣四庫全書醫家類》《北京大學圖書館館藏善本醫書》《海外回歸中醫古籍善本集萃》《中醫古籍孤本大全》等，自出版后廣受學界和藏書機構歡迎。實踐證明，以影印爲基礎進行文獻開發，不僅符合學術研究和收藏需要，而且操作性更强，對促進文獻批露意義重大。

在編輯過程中，我們遵循《古醫籍稀見版本影印存真文庫》的編輯規範，進行了嚴格地查重，并查核原書，爲每種圖書制作了新的書名頁，重新編目，讓讀者一目了然。爲了讓讀者真真切切感受古籍的原汁原味，我們對前言和目録均採用繁體竪排形式。需要説明的是，所收珍本中有缺卷或缺頁的情況，由於這些珍本基本上没有復本，我們没有進行配補，僅作了相應的標注，也留下了些許遺憾，敬請廣大讀者諒解。

中醫古籍出版社

二零一五年九月

前言

《心印紺珠經》二卷，諸書著錄為李湯卿所撰。李氏生卒年月及事蹟迄無可考。據朱撝（好謙）序文云，其祖曾與李湯卿同學於東平王太醫之門，其父既襲祖術複受業於湯卿，「而得傳心之書九篇」，即此書也。序中又稱，金代劉河間之學，初傳於劉榮甫，再傳於劉吉甫，而東平王公則吉甫之門人云云。由是可知本書作者李湯卿及其師承，系不為世稔知的河間學派傳人，其生活時代大致在元明之際。觀其書中稱東垣為「元初人也」，則類明人口吻。

本書分上下卷，共九篇。其順序是原道統、推運氣、明形氣、評脉法、察病機、理傷寒、演治法、辨藥性、十八劑。全書內容一以《素問》、仲景為宗，而兼取金元時期北方三大醫家劉河間、張子和、李東垣之說。此即首篇《原道統》所謂「道本一元，派分三歧」。「源」即《素問》、仲景，「三歧」，即劉、張、李也。其餘各篇，《推運氣》摘自《素問》，《察病機》《理傷寒》摘自劉河間之《素問玄機原病式》和《傷寒直格》；《演治法》中的七方十劑以及首篇所附標本運氣歌等，系出於張子和《儒門事親》一書，始於中風而止於七疝的十五種常見疾病的辨證和治療，則折中於三家之間；《辨藥性》系錄自東垣之書；「十八劑」乃輕、清、暑、火、解、甘、淡、緩、寒、調、奪、濕、補、平、榮、澀、和、溫，分載一十八方，當為方劑功用的歸類舉例，《四庫全書總目》謂其欲以十八劑統治諸病，實未明其義也。

要之，本書是以「明《素問》之理，宗仲景之法為宗旨」，融金元劉、張、李三家之長於一爐者。作者雖為河間傳人，但並無門戶之見。因此無論對於研究醫史還是各家學說來說，本書俱不失為一本較好的參考書。特別是下卷內外傷辨，謂內傷之「饑飽勞役」當作「饑飽勞逸」，逸者，閒逸也，實開「逸病」説之先。十八劑也當是較早的方劑分類法。

現據中國中醫科學院圖書館藏嘉靖二十六年（公元一五四七）趙瀛（左山翁）刻本影印，加編目録，以利讀者。

中醫古籍出版社

目録

重刊心印紺珠經序

微哉醫之道也博哉醫之書也淺矣哉世之人之業醫也惟其淺也則苦于書之博不能究其精蘊之奥微者愈微而醫道晦矣惟其晦也則簾窺壁聽茫茫昧昧而術日益荒厥心先已病矣以心病之人而求療乎人之身病鮮不仆也深於醫者憂焉而心 印紺珠之經所由作

焉其慎術也則宗乎某某其審症也則
觀乎時變而其療治也則麗乎方圖微
而臧約而達罕譬而喻醫之道備矣誠
濟世壽人之至寶也使業醫者得是經
而熟閱之即此廼爲名醫豈其三世乎
哉但其書之梓于世者寡故其傳於人
者恒因之而亦寡矣予守嘉禾之暇檢
書篋校讎舊録遂索僚友江州陳子南

棠善本訂而刻之以廣其傳無非欲天下後世之人咸躋仁壽之域而燦若乎醫之道也噫朱氏好謙之功至是而益溥覽者思過半矣

嘉靖二十六年歲叙丁未秋菊月重九日知嘉興府事前山西按察司兵備僉事關中趙瀛文海甫識

心印紺珠經序

范文正公有曰達則願為良相窮則願為良醫良相深乎道者也良醫明乎理者也相以道統國政所以能成天下致治之化也醫以理察民疾所以能成天下延齡之生也道者何吾儒脩己治人之道也理者何吾儒觀天察地之理也相深乎道則能漸仁摩義移風易俗使天下萬民安醫明乎理則能釋縛脫艱全真導氣使天下萬民壽為相不知道則政化不脩紀綱不正豈能為民之父母哉為醫不知理則標本不明

陰陽不審豈能為人之司命哉相也醫也匪儒弗克行也醫而不讀素問猶儒而不知易經醫而不讀本草猶儒而不知史書不窮易經則吉凶消長之理進退存亡之道若雲之蔽月矣不閱史書則古今治亂之迹賢愚得失之事若霧之掩日矣不明素問則造化運氣之微經絡標本之妙昧而不知不觀本草則寒熱温凉平之性酸苦甘辛鹹之味茫然而罔識儒有道統醫有源流周孔之道惟顔曾思孟四傳焉孟子沒後其傳泯矣軒岐之法惟長沙太守一人焉仲

景没後其法訛𡮢寥寥千載之下能續儒之道統者程朱二先生而已能繼醫之源流者劉張二先生而已程朱既出則周孔之道煥然而復明劉張既出則軒岐之法截然而歸正程朱既可與孟子為派劉張亦可與仲景為儔嗚呼學儒而不遵程朱異端之學也術醫而不宗劉張非正之術也予家祖儒醫乃東平青字王太醫口傳心授之徒也有李君湯卿者同其時焉盖守真先生金朝人也初傳得劉君榮甫再傳得劉君吉甫三傳得陽坡潘君東平王公寔吉甫

之門人也予父既襲祖術又授業於李君湯卿之門而得傳心之書九篇其論本諸天地之造化其法源乎運氣之陰陽推之可以應萬病之機卷之可以為寸心之訣攜幼而學儒長而學醫理之未明由儒而後始明術之未精由儒而後始精道之未行由儒而後始行因披玩是書力久而一旦豁然貫通焉頗知法無定體應變而施藥不執方合宜而用蘊諸中形諸外雖未能如響之應聲鼓之應桴萬舉萬全百發百中亦嘗活人於枕席之上多矣予恐其服膺久而

忘也輙自暇日録之於書以俟知者故曰父毋有疾病臥於牀委之庸醫比之不慈不孝事親者不可以不知醫先覺之言豈欺我哉吁苟能為醫以造乎精微之理則猶為相以闡夫正大之道治病有法治世有方此其所以為良相良醫也儒醫後進朱撝好謙再拜謹書

心印紺珠經

原道統第一

大哉醫乎其來遠矣粤自混沌既判洪荒始分陽之輕清者以氣而上浮為天陰之重濁者以形而下凝為地天隆然而位乎上地隤然而位乎下於

是陽之精者為日東升而西墜陰之精者為月夜見而晝隱兩儀立矣二曜行焉於是玄氣凝空水始生也赤氣炫空火始生也蒼氣浮空木始生也素氣横空金始生也黅氣際空土始生也五行備萬物生三才之道著矣是以惟人之生得天地之正氣也頭圓象天足方象地天有陰陽人有氣血天有五行人有五臟蓋葛天氏之民巢居穴處茹毛飲血動作以避其寒陰居以避其暑大朴未開何病之有迨夫伏羲氏占天望氣而畫卦後世有天元玉冊目為伏羲之書者不知上古之時文字

不立斯書何以而作也神農氏嘗百草一日而七十毒厥後本草興焉黃帝垂衣裳而天下治與岐伯天師更相問難上推天文下窮地理中極民瘼内經自此而作矣前乎此經之未作也民之有疾惟祝由而已後乎此經之既作也民之有疾必假砭針以治其外湯液以療其内厥後大朴散而風化開民務繁而欲心縱災沴多端非大毒小毒常毒無毒之藥弗能蠲矣醫之太原素問一書而已二十四卷八十一篇其間推原運氣之加臨闡明經絡之標本論病必歸其要處治各得其宜井然

而有條粲然而不紊若天元紀大論六元正紀大
論五常政大論氣交變大論至眞要大論數篇乃
至精至微之妙道誠萬世釋縛脫艱全眞導氣拯
黎元於仁壽濟羸劣以獲安者之大典也軒岐以
下代不乏人扁鵲得其一二演而述難經皇甫士
安次而爲甲乙楊上善纂而爲太素如全元起之
解啓玄子之註所謂源潔則流清表端則形正歷
代之明醫也獨有漢長沙太守張仲景者揣本求
源探微賾隱取其大小奇偶之制定以君臣佐使
之法而作醫方焉如桂枝湯麻黃湯大青龍湯小

青龍湯論傷寒無汗為表實傷寒自汗為表虛表實者當發汗不可服桂枝表虛者當解肌不可服麻黃至於傷寒見風傷風見寒等證無汗者用以大青龍湯有汗者投以桂枝麻黃各半湯眞千載不傳之秘乃大賢亞聖之資有繼往聖開來學之功也漢唐以下學者豈不欲涉其淵微之旨矧內經之理深幽無徑可入也如巢元方之作病源書孫思邈之作千金方蓋辭益繁而理愈昧方彌廣而法失眞內經之書施用者鮮矣及朱奉議宗長沙太守之論編南陽活人之書仲景訓陰陽為表

裏奉議解陰陽為寒熱差之毫釐如燼火之至微謬以千里如燎原之至惡其活人也固多其死人也不寡矣大哉守眞之劉子乎要旨論原病式二書既作則内經之理昭如日月之明直格書宣明論二書既作則長沙之法約如樞機之要如攺桂枝麻黃各半湯為雙解散變十棗湯為三花神祐丸其有功於聖門也不淺矣同時有張子和者出明内經之大道續河間之正源與麻知幾講學而作儒門事親之書乃曰吐中有汗瀉中有補聖人止有三法無第四者乃不易之確論至精之格言

於是有劉張之派矣若東垣老人亦明素問之理亦宗仲景之法作濟生拔粹十書以傳於世是以有王道覇道譬焉明脉取權衡規矩用藥體升降浮沉知此則可入醫道矣經曰知其要者一言而終不知其要流散無窮又曰知一為下工知二為中工知三為上工上工者十全九中工者十全八下工者十全六此之謂也

伏羲氏

上古三皇中第一人也後世所傳有天元玉册

神農氏

上古三皇中第二人也後世所傳有本草一書

黄帝氏

上古三皇中第三人也有熊國君少典之子姓公孫都涿鹿之丘以土德王天下造指南之車殄㓕蚩尤號曰軒轅黄帝與天師岐伯問荅而作内經靈樞素問二書

扁鵲

盧國之醫姓秦名越人號扁鵲演八十一難經

仲景

漢長沙太守張機字仲景號曰長川公有傷寒論

守真

金河間人氏劉完素字守真號曰宗真子章宗皇帝三聘不起御賜高尚先生有內經運氣要旨論十萬餘言素問玄機原病式一帙習醫要用直格書三卷醫方精要宣明論二帙

子和

金宛丘人氏張戴人是也有儒門事親書三十篇十形三療一帙治病百法一帙三復指迷一帙治法心要一帙三法六門世傳方一帙

東垣

元初人也李杲字明之號曰東垣老人乃易水張
潔古老人之門生也有濟生拔粹十書
標本運氣歌以下皆子和先生所作也
少陽從本為相火太陰從中濕土坐厥陰從中火
是家陽明從中濕是我大陽少陰標本從陰陽二
氣相包果風從火斷汗之宜燥與濕無下之可萬
病能將火濕分掣開軒岐無縫鎖
尋十二經水火分治
肝膽由來從火治三焦包絡都無異脾胃常將濕
處求肺與大腸同濕類腎與膀胱心小腸寒熱臨

時旋商議惡寒表熱小膀温惡熱表寒心腎熾十二經最端的四經屬火四經濕四經有熱有寒時攻裏解表細消息裡熱裡寒宜越竭表熱表寒宜汗釋濕同寒火同熱寒熱到頭無兩說六分分來壹分寒寒熱中停真浪舌熱寒格拒病機深亢則害承迺制别緊寒數熱脉正邪標本求之真妙訣休治風休治燥治得火時風燥了當解表時莫攻裏當攻裏時莫解表表裡如或兩可攻後先内外分多少治濕無過似決川此箇筌蹄最分曉感謝軒岐萬世恩爭奈醯鷄笑天小

處治

病如不是當年氣看與何年運氣同只向其年求

活法方知都在至真中

用藥

不讀本草焉知藥性專𢇁藥性決不識病假饒識

病未必得法識病得法工中之甲能窮素問病受

何氣便知用藥當擇何味不誦十二經絡開口動

手便錯不通五運六氣檢遍方書何濟經絡明認

得標運氣明認得本求得標只取本治千人無一

損

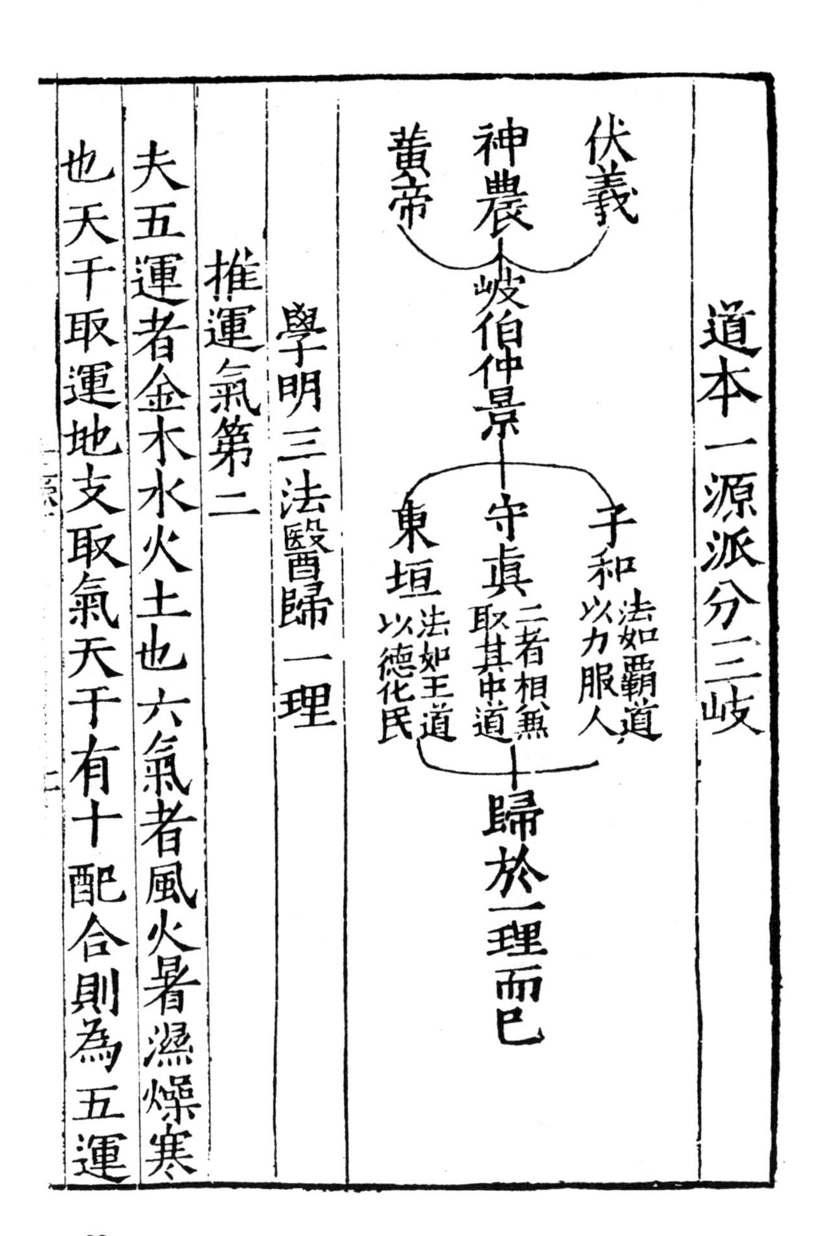

道本一源派分三岐

伏羲　神農　黃帝

岐伯仲景

子和 法如霸道以力服人

守真 二者相兼取其中道

東垣 法如王道以德化民

歸於一理而已

學明三法醫歸一理

推運氣第二

夫五運者金木水火土也六氣者風火暑濕燥寒也天干取運地支取氣天干有十配合則為五運

地支十二對待則為六氣天氣始於甲地氣始於子天地相合則為甲子故甲子者干支之首也天氣終於癸地氣終於亥天地相合則為癸亥故癸亥者干支之末也陰陽相間剛柔相須是以甲子之後乙丑繼之壬戌之後癸亥繼之三十年為一紀六十年為一周太過不及斯皆見矣然以天干兄弟次序言之甲乙東方木也丙丁南方火也戊巳中央土也庚辛西方金也壬癸北方水也以其夫婦配合言之甲與巳合而化土乙與庚合而化金丙與辛合而化水丁與壬合而化木戊與癸合

而化火故甲巳之歲土運統之乙庚之歲金運統之丙辛之歲水運統之丁壬之歲木運統之戊癸之歲火運統之詩曰甲巳化土乙庚金丁壬木位盡戊林丙辛便是長流水戊癸離宮號曰心然以地支循環之序言之寅卯屬春木也巳午屬夏火也申酉屬秋金也亥子屬冬水也辰戌丑未屬四季土也以其對衝之位言之子對午而為少陰君火丑對未而為太陰濕土寅對申而為少陽相火卯對酉而為陽明燥金辰對戌而為太陽寒水巳對亥而為厥陰風木故子午之歲君火主之丑未

之歲濕土主之寅申之歲相火主之卯酉之歲燥金主之辰戌之歲寒水主之巳亥之歲風木主之詩曰子午少陰君火暑丑未太陰濕土雨寅申少陽相火炎卯酉陽明燥金主辰戌太陽司水寒巳亥厥陰風木舉然五運有主運有客運六氣有主氣有客氣主運主氣萬載而不易客運客氣每歲而迭遷然則客運也有太過焉有不及焉太過之年甲丙戊庚壬五陽干也不及之年謂乙丁巳辛癸五陰干也太過者其至先不及者其至後客氣也有正化焉有對化焉正化之歲謂午未寅酉辰

亥之年也對化之歲謂子丑申卯戌巳之年也正化者令之實對化者令之虛假令甲子年甲為土運統主一年子為君火專司一歲一期三百六十五日零二十五刻正合乎周天三百六十五度四分度之一也一朞之中主運以位而相次於下客運以氣而周流於上主運者木為初之運火為第二運土為第三運金為第四運水為第五運客運者假如甲巳年甲為土運初之運即土也土生金二之運即金也金生水三之運即水也水生木四之運即木也木生火五之運即火也每一運各主

七十二日零五刻太過之年大寒前十三日交名曰先天不及之年大寒後十三日交名曰後天平氣之年正大寒日交名曰齊天一歲之內主氣定守於六位客氣循行於四時主氣者風為初之氣火為二之氣暑為三之氣濕為四之氣燥為五之氣寒為終之氣客氣者假令子午年少陰君火司天陽明燥金司地太陰濕土為天之左間厥陰風木為天之右間所以面南而命其位也太陽寒水為地之左間少陽相火為地之右間所謂面北而命其位也一氣在上一氣在下二氣在左二氣在

右經曰天地者萬物之上下也左右者陰陽之道路也地之左間為初之氣天之右間為二之氣司天為三之氣天之左間為四之氣地之右間為五之氣司地為終之氣每一氣各王六十日八十七刻半有奇申子辰之年大寒日寅初一刻交初之氣至春分日子時之末交二之氣至小滿日亥時之末交三之氣至大暑日戌時之末交四之氣至秋分日酉時之末交五之氣至小雪日申時之末交終之氣所謂一六天也巳酉丑之年大寒日巳初一刻交初之氣至春分日卯時之末交二之氣

至小滿日寅時之末交三之氣至大暑日丑時之末交四之氣至秋分日子時之末交五之氣至小雪日亥時之末交終之氣所謂二六天也寅午戌之年大寒日申初一刻交初之氣至春分日午時之末交二之氣至小滿日巳時之末交三之氣至大暑日辰時之末交四之氣至秋分日卯時之末交五之氣至小雪日寅時之末交終之氣所謂三六天也亥卯未之年大寒日亥初一刻交初之氣至春分日酉時之末交二之氣至小滿日申時之末交三之氣至大暑日未時之末交四之氣至秋

分日午時之末交五之氣至小雪日巳時之末交終之氣所謂四六天也蓋因客運加於主運之上主氣臨於客氣之下天時所以不齊民病所由生也

五運配五音圖

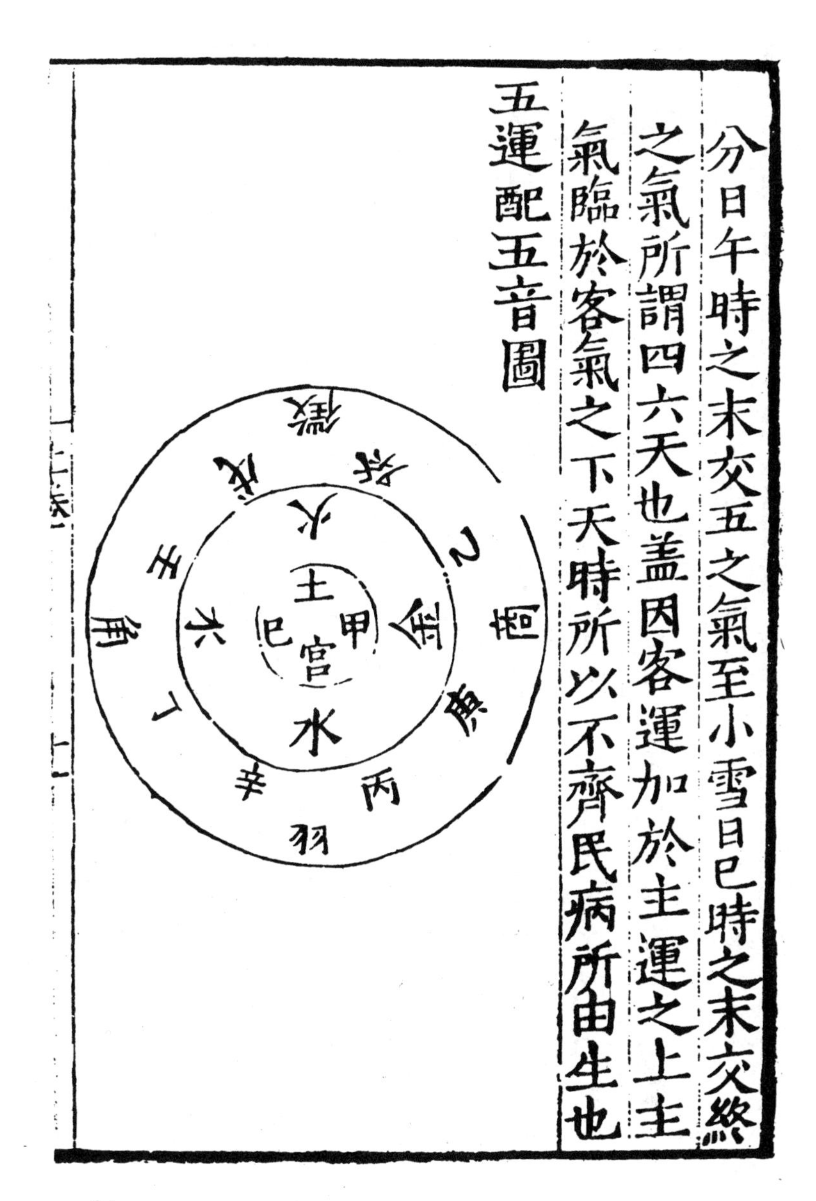

角音屬木丁壬化之丁陰木也壬陽木也丁為少角壬為太角木旺於春觸物而生有角之義也角者觸也徵音屬火戊癸化之戊陽火也癸陰火也戊為太徵癸為少徵火旺於夏物長巳極有止之義也徵者止也宮音屬土甲巳化之甲陽土也巳陰土也甲為太宮巳為少宮土旺於長夏位在中央有宮之義也宮者中也商音屬金乙庚化之乙陰金也庚陽金也乙為少商庚為太商金旺於秋萬物剛强有商之義也商者强也羽音屬水丙辛化之丙陽水也辛陰水也丙為太羽辛為少羽水

旺於冬、陽氣屈而陰氣伸有舒之義也羽者舒也

五運五星圖

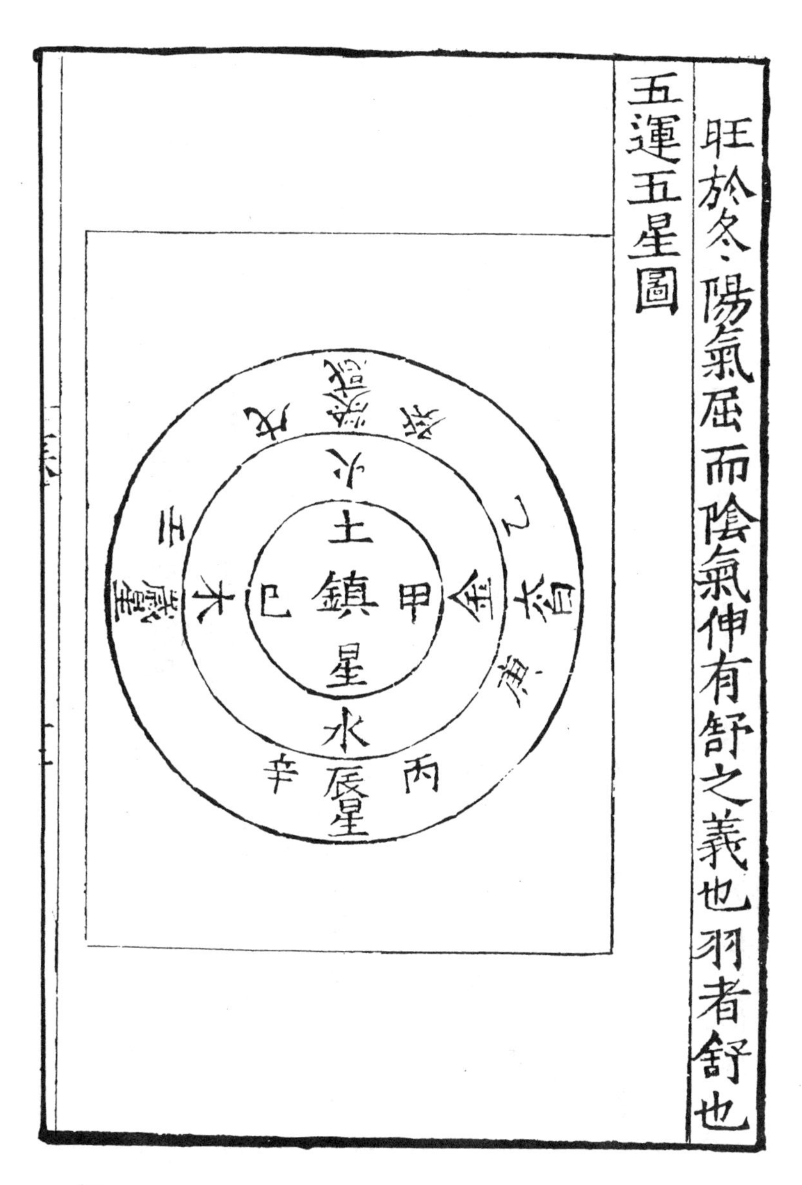

六氣司天圖

假令子午年六氣如此餘者以類推之

在天之氣三年一降五年遷正司泉降極復升

面南命位

左間　太陰濕土

司天　少陰君火

右間　厥陰風木

運居於中

右間　少陽相火

司泉　陽明燥金

左間　太陽寒水

面北命位

在地之氣三年一升五年遷正司天升極復降

此圖言其六氣之定位也經有南政北政之說其六氣之布令也南政者面南布政以象君位向明而治此政者面北布政以象臣位聽君之令蓋六十年中十年南政餘者皆北政也何以言之甲巳之歲土也土為物之尊五行之主萬物非土無以生五行非土無以備貫統四時寄王四季故土運居中司天司泉之氣皆面南而處尊也餘運居中司天司泉之氣皆面北而處卑也詩曰到者司天進四地陰陽上下定災危後學醫流如曉得逐年病體見根機此之謂也

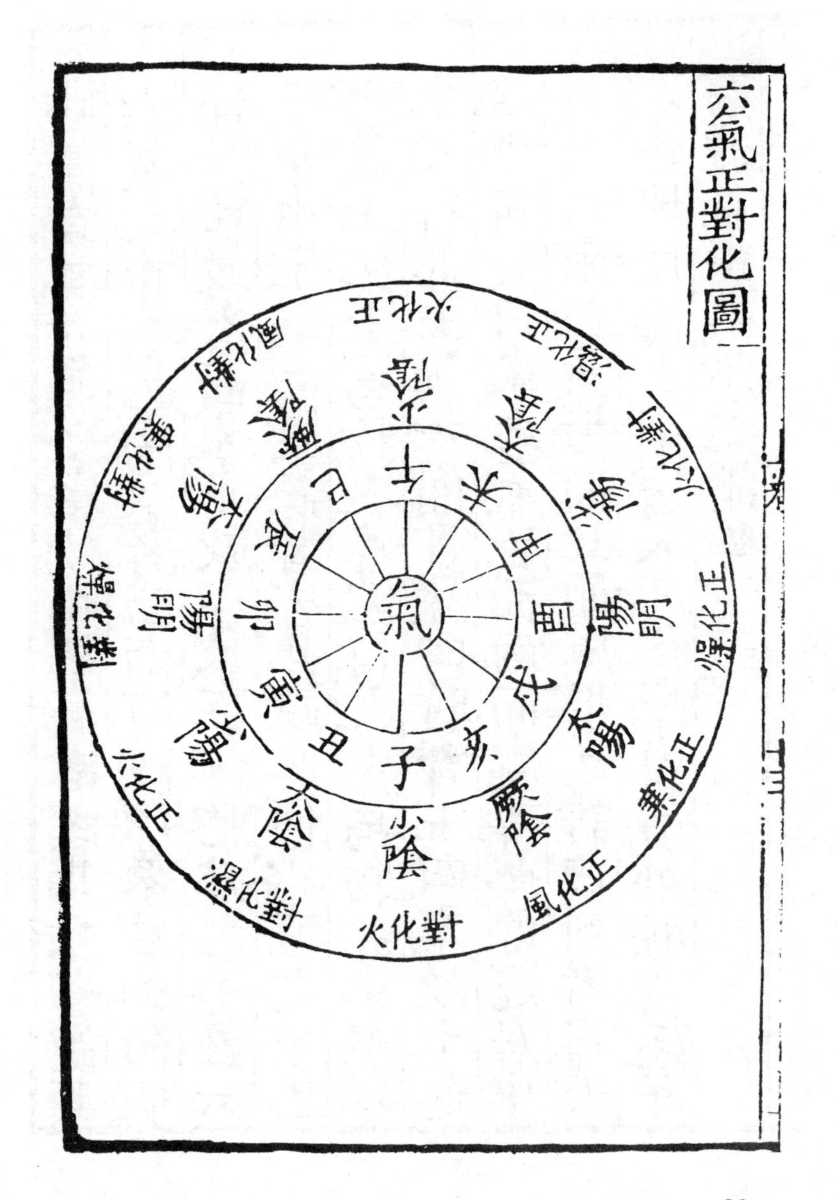
六氣正對化圖
氣
子
丑
寅
卯
辰
巳
午
未
申
酉
戌
亥
少陰
太陰
少陽
陽明
太陽
厥陰
少陰
太陰
少陽
陽明
太陽
厥陰
火化對
濕化對
火化正
燥化對
寒化對
風化對
火化正
濕化正
寒化正
燥化正
寒化正
風化正

六氣配七十二候圖

周天三百六十五度四分度之一以為期歲之數也故五日為一候三候為一氣二氣為一月六十

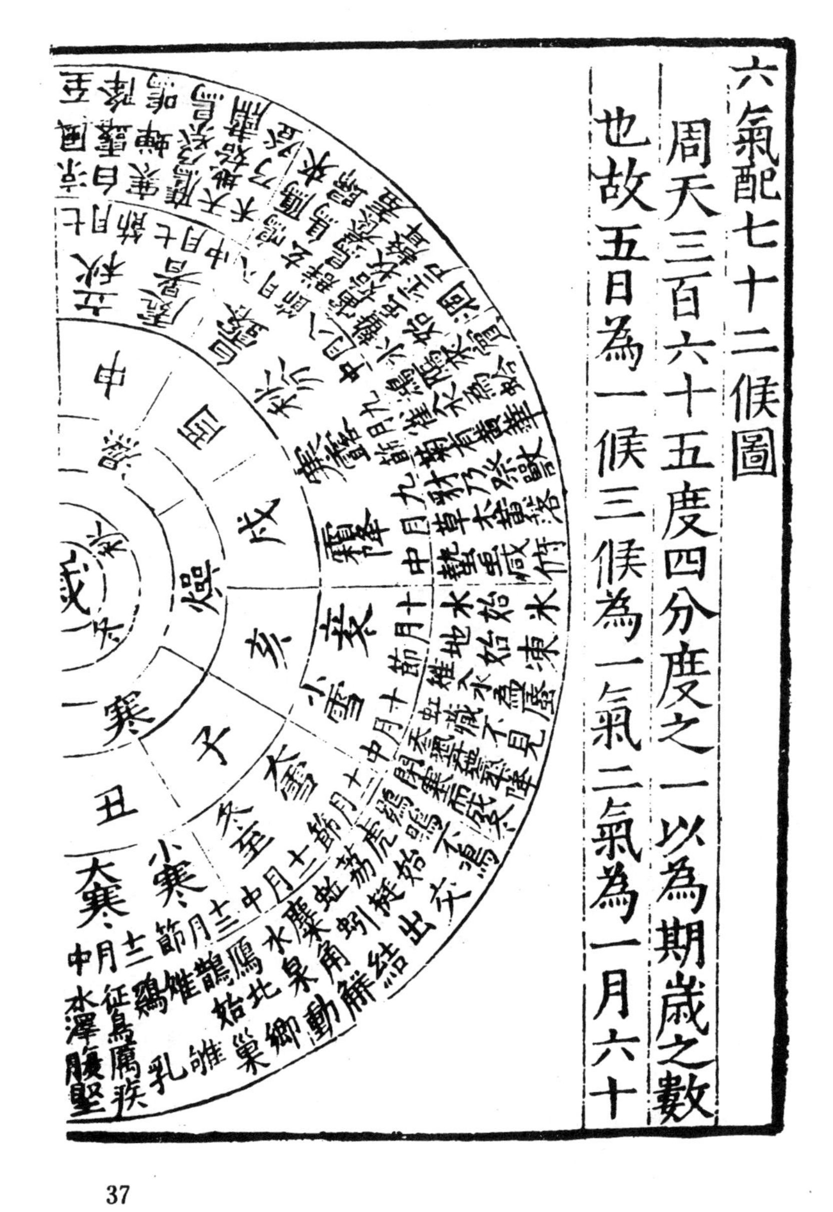

日為一氣三月為一時四時為一歲經日不知年之所加氣之盛衰虛實之所起不可以為工矣

春　寅
風
雨水
卯
驚蟄
辰
清明
巳
穀雨
立夏
火

正月　立春　節　東風解凍　蟄蟲始振　魚陟負冰
雨水　中　獺祭魚　鴻雁來　草木萌動
二月　驚蟄　節　桃始華　倉庚鳴　鷹化為鳩
春分　中　玄鳥至　雷乃發聲　始電
三月　清明　節　桐始華　田鼠化為鴽　虹始見
穀雨　中　萍始生　鳴鳩拂其羽　戴勝降于桑

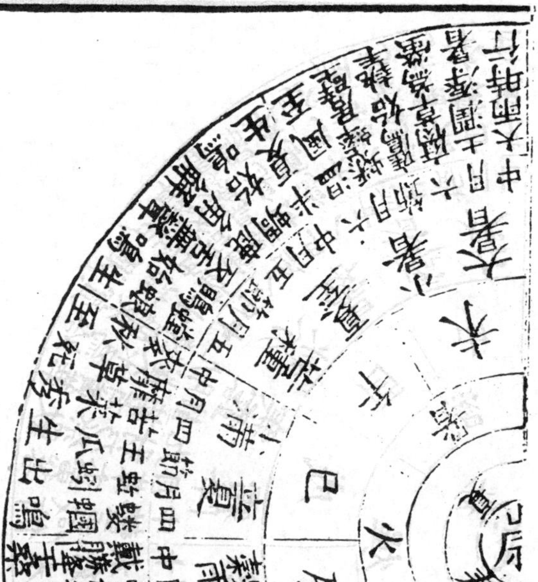

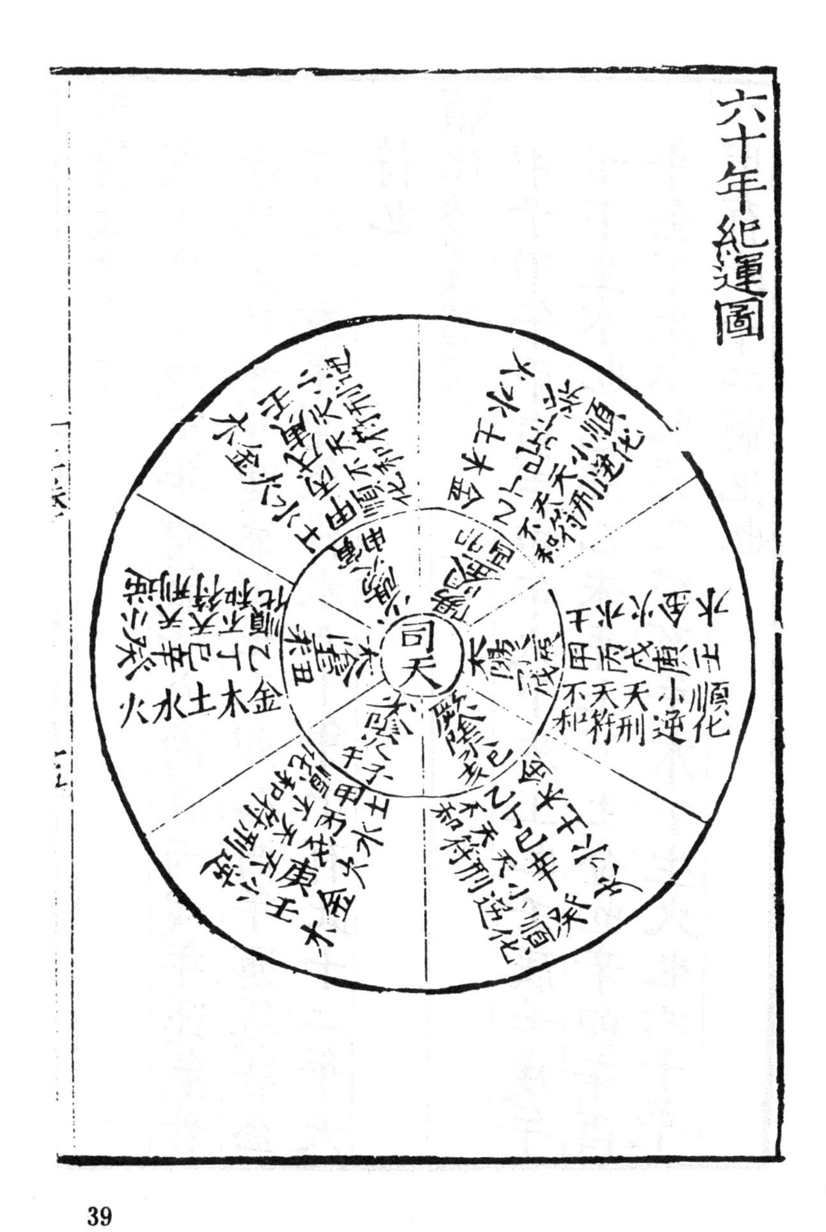
六十年紀運圖
司天

天符 運氣相同曰天符

戊子戊午戊寅年運氣皆火丙辰丙戌年運氣皆水巳丑巳未年運氣皆土乙卯乙酉年運氣皆金丁巳丁亥年運氣皆木六十年中有此十二年天符也

順化 天氣生運曰順化

甲子甲午甲寅甲申年火下生土也壬辰壬戌年水下生木也乙丑乙未年土下生金也辛卯辛酉年金下生水也癸巳癸亥年木下生火也六十年中有此十二順化也

天刑 天氣剋運曰天刑

庚子庚午庚寅庚申年火下剋金也戊辰戊戌年水下剋火也辛丑辛未年土下剋水也丁卯丁酉年金下剋木也己巳己亥年木下剋土也六十年中有此十二年天刑也

小逆 運生天氣曰小逆

壬子壬午壬寅壬申年木上生火也庚辰庚戌年金上生水也癸丑癸未年火上生土也己卯己酉年土上生金也辛巳辛亥年水上生木也子臨父位於理未當六十年中有此十二年小逆也

不和 運剋天氣曰不和

丙子丙午丙寅丙申年水上剋火也甲辰甲戌年上上剋水也辛丑辛未年水上剋土也癸卯癸酉年火上剋金也巳巳亥年金上剋木也六十年中有此十二年不和也

歲會 運臨本氣之位曰歲會

子水位也丙子年水運臨之午火位也戊午年火運臨之卯木位也丁卯年木運臨之酉金位也乙酉年金運臨之辰戌丑未土位也甲辰甲戌巳丑巳未年土運臨之六十年中有此八年歲會也

太乙天符天符歲會相合曰太乙天符

戊午乙酉己未己丑六十年中有此四年太乙天符也

支德符運與四孟月同曰支德符

寅屬木春孟月也壬寅年木運臨之巳屬火夏孟月也癸巳年火運臨之申屬金秋孟月也庚申年金運臨之亥屬水冬孟月也辛亥年水運臨之六十年中有此四年支德符也

干德符運與交司日相合曰干德符

甲與己合乙與庚合丙與辛合丁與壬合戊與癸

合一年遇此二干天地德合亦為平氣之歲也

同天符太過之運加地氣曰同天符

庚子庚午年運同司地燥金壬寅壬申年運同司

地風木甲辰甲戌年運同司地濕土六十年中有

此六年天符也

同歲會不及之運加地氣曰同歲會

辛丑辛未年運臨司地寒水癸卯癸酉年運臨司

地君火癸巳癸亥年運臨司地相火六十年中有

此六年同歲會也

甲巳土運加臨圖

初之運 甲太宮 巳少宮 濕土 加風木

二之運 乙少商 庚太商 燥金 加熱火

客運　主運

二之運 丙太羽 辛少羽 寒水 加濕土

四之運 丁少角 壬太角 風木 加燥金

五之運 戊太徵 癸少徵 熱火 加寒水

乙庚金運加臨圖

初之運 乙少商 庚太商 燥金 加風木

二之運 丙太羽 辛少羽 寒水 加熱火

客運　　　　　　　　　主運

三之運　丁少角　壬太角　風木　加濕土

四之運　戊太徵　癸少徵　熱火　加燥金

五之運　甲太宮　己少宮　濕土　加寒水

丙辛水運加臨圖

初之運　丙太羽　辛少羽　寒水　加風木

二之運　丁少角　壬太角　風木　加熱火

客　　　　　　　　　主

三之運　戊太徵　癸少徵　熱火　加濕土

運　　　　運

四之運　己少宮　甲太宮　濕土　加燥金

五之運　庚太商　乙少商　燥金　加寒水

丁壬木運加臨圖

初之運　丁少角　壬太角　風木　加風木

二之運　戊太徵　癸少徵　熱火　加熱火

客　　　　主

三之運　己少宮　甲太宮　濕土　加濕土

運　　　　運

四之運　庚太商　乙少商　燥金　加燥金

五之運 辛少羽 丙太羽 寒水 加寒水

戊癸火運加臨圖

客運　　　　　　　　主運

初之運 戊太徵 癸少徵 熱火 加風木

二之運 巳少宮 甲太宮 濕土 加熱火

三之運 庚太商 乙少商 燥金 加濕土

四之運 辛少羽 丙太羽 寒水 加燥金

五之運 壬少角 丁太角 風木 加寒水

子午之紀圖

主氣萬載而不易　主氣應地者靜

初之氣太陽寒水　天時流水復冰雲霧相時降　民病腹痛濕厥　風

二之氣厥陰風木　天時地起飄風　民病瞖　火

三之氣少陰君火　天時炎熾大作　民病疫癘盛行　暑

上下加臨　主客勝負

四之氣太陰濕土　天時雨水淋淫　民病濡瀉腫滿　濕

五之氣少陽相火　天時涼風徵期　民病瘧　燥

終之氣陽明燥金　天時寒氣肅殺　民病癥瘕　寒

客氣一歲而一遷　客氣應天者動

丑未之紀圖

寅申之紀圖

主氣萬載而不易　主氣應地者静

初之氣厥陰風木　天時大風數舉雲偃沙飛　民病強直支痛緛戾筋縮　風

二之氣少陰君火　天時暄熱　民病血溢血泄　火

三之氣太陰濕土　天時暑雨蒸濘　民病黃疸　暑

上下加臨　主客勝負

四之氣少陽相火　天時熱鬱淫雨　民病瘧痢　濕

五之氣陽明燥金　天時大涼　民病欬逆　燥

終之氣太陽寒水　天時大寒凛冽　民病厥鬱熱固　寒

客氣一歲而一遷　客氣應天者動

主氣萬載而不易　主氣應地者靜

初之氣少陰君火　天時温和風舉　民病掉眩　風

二之氣太陰溼土　天時雨隆復暖　民病温熱之喘　火

三之氣少陽相火　天時赤地炎蒸　民病暴病暴死　暑

上下加臨　主客勝負

四之氣陽明燥金　天時凉雨時降　民病瘧腫　濕

五之氣太陽寒水　天時霜降大凉　民病欝熱之疾　燥

終之氣厥陰風木　天時雪霜風起　民病目疾赤腫　寒

客氣一歲而一遷　客氣應天者動

卯酉之紀圖

主氣萬載而不易　主氣應地者靜

初之氣太陰土　天時雨作風舉　民病瀉腫體重　風

二之氣少陽相火　天時溫熱　民病疫癘行　火

三之氣陽明燥金　天時雨水愆期天氣燥熱　民病瘧腫　暑

上下加臨　主客勝負

四之氣太陽寒水　天時雨雹不時　民病泄瀉　濕

五之氣厥陰風木　天時雲物不寧　民病強直　燥

終之氣少陰君火　天時雨雪愆期　民病中熱　寒

客氣一歲而一遷　客氣應天者動

辰戌之紀圖

主氣萬載而不易　主氣應地者靜

初之氣少陽相火　天時暄煖　民病濕病　風

二之氣陽明燥金　天時萬物乾燥　民病諸熱之疾　火

三之氣太陽寒水　天時熱鬱　民病內熱　暑

上下加臨　主客勝負

四之氣厥陰風木　天時風雨交作　民病痺　濕

五之氣少陰君火　天時涼風愆期草木晚彫　民病瘡痒　燥

終之氣太陰濕土　天時雨雪交作寒風凜冽　民病痺厥　寒

客氣一歲而一遷　客氣應天者動

巳亥之紀圖

主氣萬載而不易　主氣應地者靜

初之氣陽明燥金　天時草木晚榮 天氣反涼　民病兩脇痛　風

二之氣太陽寒水　天時天氣反寒　民病鬱熱　火

三之氣厥陰風木　天時風雨交作　民病監霍嘔逆　暑

上下加臨　主客勝負

四之氣少陰君火　天時蒸溽霖雨　民病瀉痢　濕

五之氣太陰濕土　天時淫潰　民病瀉腫　燥

終之氣少陽相火　天時蟄蟲將見 流水不冰　民病暴熱之疾　寒

客氣一歲而一遷　客氣應天者動

夫五運六氣相摩相盪上加下臨六十年之紀不能

齊矣太過之紀有五木曰發生火曰赫曦土曰敦阜金曰堅成水曰流衍不及之紀有五木曰委和火曰伏明土曰卑監金曰從革水曰涸流平氣之紀有五木曰敷和火曰升明土曰備化金曰審平水曰靜順太過則乘已所勝而侮所不勝侮反受邪寡於畏也不及則勝已者來欺之子必為毋復讐也

發生之紀謂壬子壬午壬寅壬申壬辰壬戌六年也

歲木太過風氣流行脾土受邪偃木飛沙草木早生歲星明見民病腹痛濡瀉飲食上支兩脇鬲咽

不通胃脘當心而痛甚則忽忽眩冒巔疾

赫曦之紀謂戊子戊午戊寅戊申四年也歲火太過熱氣流行肺金受邪陽燄沸騰山川赤地熒惑星明見民病欬嗽喘逆肺痿寒熱血溢血泄甚則身熱膚痛

敦阜之紀謂甲子甲午甲寅甲申甲辰甲戌六年也歲土太過濕氣流行腎水受邪淫雨水潦田牧土駒鎮星明見民病七疝鶩溏甚則腹大腫滿

堅成之紀謂庚辰庚戌二年也歲金太過燥氣流行肝木受邪草木晚生不時霜降太白星明見民病

脇痛善恐如人將捕之甚則皮膚皴揭

流衍之紀謂丙子丙午丙寅丙申丙辰丙戌六年也
歲水太過寒邪流行心火受邪雪霜凛洌水澤氷
堅辰星明見民病心懸如病饑堅痞甚痛甚則厥
逆禁固

委和之紀謂丁丑丁未丁卯丁酉四年也歲木不及
燥氣妄行肝反受邪草木晚生黃落凋隕太白星
光芒民病肋痛支滿復則火令大舉肺金受制民
病喘逆唾血

伏明之紀謂癸丑癸未癸卯癸酉四年也歲火不及

寒氣妄行心反受邪雪霜時降寒氣凛冽辰星光
芒民病吐利腥穢食已不饑復則濕令大舉腎水
受制民病膝痛脛腫
卑監之紀謂巳卯巳酉巳巳巳亥四年也歲土不及
風氣妄行脾反受邪雨水愆期大風數舉歲星光
芒民病胃脘當心而痛復則燥令大舉肝木受制
民病脇痛
從革之紀謂乙巳乙亥二年也歲金不及熱氣妄行
肺反受邪草木焦黃天暑地熱熒惑星光芒民病
肺痿寒熱欬血復則寒令大舉心火受制民病厥

心痛

涸流之紀謂辛丑辛未辛巳辛亥四年也歲水不及濕氣妄行腎友受邪陰雨淋潰雪霜晚降鎮星光芒民病膝痛脛腫復則風令大舉脾土受制民病腹痛濡瀉

敷和之紀謂丁巳丁亥二年也木本不及上逢天符助之得其平也氣化均民病少

升明之紀謂戊辰戊戌二年也火本太過上逢天刑剋之減而得其平也癸巳癸亥二年火本不及上逢順化天氣生之助而得其平也氣化均民病少

備化之紀謂巳丑巳未二年上逢大乙天符助之得
其平也氣化均民病少
審平之紀謂庚子庚午二年上逢君火庚寅庚申二
年上逢相火天刑剋之減而得其平也乙丑乙未
二年上逢順化生之乙卯年逢天符乙酉年逢大
乙天符助之得其平也氣化均民病少
靜順之紀辛卯辛酉二年上逢順化生之得其平也
氣化均民病少

明形氣第三

夫人之有生也稟天地之陰陽假父母之精血交

感凝結以為胞胎也乾道成男坤道成女始自襁褓以至髫齔迨其成童與夫壯年豈易然哉故一月之孕有白露之稱二月之胚有桃花之譬及其三月則先生右腎則為男陰包陽也先生左腎則為女陽包陰也其次腎生脾脾生肝肝生肺肺生心以生其勝巳者腎屬水故五臟由是為陰其次心生小腸小腸生大腸大腸生膽膽生胃胃生膀胱膀胱生三焦以生其巳勝者小腸屬火六腑由是為陽其次三焦生八脉八脉生十二經十二經生十二絡十二絡生一百八十系絡系絡生一百

八十纏絡纏絡生三萬四千孫絡孫絡生三百六十五骨節骨節生三百六十五大穴大穴生八萬四千毛竅則耳目口鼻四肢百骸之身皆備矣所謂四月形像具五月筋骨成六月毛髮生正謂此也至七月則遊其魂而能動左手八月遊其魄而能動右手九月三轉身十月滿足毋子分解其中有延月生者必生貴子不足日月生者必主貧薄之人誕生之後有變蒸之熱長其精神壯其骨髓生其意智三十二日一變蒸生腎氣焉六十四日二變蒸生膀胱之氣焉腎與膀胱屬水其數一也

九十六日三變蒸生心氣焉一百二十八日四變蒸生小腸之氣焉心與小腸屬火其數二也一百六十日五變蒸生肝氣焉一百九十二日六變蒸生膽氣焉肝與膽屬木其數三也二百二十四日七變蒸生肺氣焉二百五十六日八變蒸生大腸之氣焉肺與大腸屬金其數四也二百八十八日九變蒸生脾氣焉三百二十日十變蒸生胃氣焉脾與胃屬土其數五也變蒸已畢一期歲焉齒生髮長神智有異於前也故曰齒者骨之餘也髮者血之餘也爪者筋之餘也神者氣之餘也吁人身

之難得也如此哉方其幼也有如水面之泡草頭之露氣血未定易寒易熱腸胃綿脆易饑易飽為毋者調攝不得其宜必不能免乎吐瀉驚癎之病矣及其長也嗜欲既開不能修養是以六氣迭侵於其外七情交戰於其中百憂累其心萬事勞其形一蝸之氣安能無病焉小兒之瘡疹大人之傷寒尤其甚也所以黃帝問於岐伯曰余聞上古之人春秋皆度百歲而動作不衰今時之人年至半百而動作衰矣時世異耶人將失之耶岐伯對曰上古之人其知道者和於陰陽法於術數飲食有

節起居有常不妄作勞故能形與神俱而盡終其天年度百歲乃去今時之人不然也以酒為漿以妄為常以欲竭其精以耗散其真不知特滿不時御神務快其心逆於生樂起居無節故半百而衰矣是故聖人不治已病治未病不治已亂治未亂夫病已成而後藥之亂已成而後治之譬猶渴而穿井鬬而鑄兵不亦晚乎

五臟六腑之位

五臟者心肝脾肺腎也六腑者小腸大腸膽胃膀胱三焦也肺最居上為諸臟之華盖六葉兩耳主

藏䰟心在肺下其體半垂如未開蓮花上有七孔三毛主藏神心下為鬲鬲下有胃主藏水穀胃左有肝左三葉右四葉主藏魂膽在肝之短葉間有精汁三合胃右有脾主藏意胃下為腹大腸當臍右廻十六曲小腸左廻疊積十六曲主傳溲便二腸之下為膀臍下為膀胱主藏溺背脊骨節第七之下有二腎左者為腎主藏志右為命門主藏精故曰臟者藏也腑者聚也

五臟六腑之官

心者君主之官神明出焉肺者相傳之官治節出

焉肝者將軍之官謀慮出焉腎者作强之官技巧出焉脾胃者倉廩之官五味出焉膽者中正之官決斷出焉膻中者臣使之官喜樂出焉小腸者受盛之官化物出焉大腸者傳道之官變化出焉膀胱者州都之官津液藏焉氣化則能出矣三焦者決瀆之官水道出焉凡此十二官者不得相失也主明則下安以此養生則壽沒世不殆以為天下則昌主不明則十二官危使道閉塞而不通以此養生則殃以為天下者其宗大危戒之戒之故曰心者一身之主宰萬事之本根也

五臟之候

目者肝之外候肝氣通於目目和則辨白黑矣鼻者肺之外候肺氣通於鼻鼻和則知香臭矣舌者心之外候心氣通於舌舌和則知五味矣口者脾之外候脾氣通於口口和則知穀味矣耳者腎之外候腎氣通於耳耳和則知五音矣

五臟之竅

東方青色入通於肝開竅於目南方赤色入通於心開竅於舌中央黃色入通於脾開竅於口西方白色入通於肺開竅於鼻北方黑色入通於腎開

竅於耳及二陰故清陽出上竅乃氣道呼吸之門濁陰出下竅乃便溺傳瀉之所

五臟所生

肺主聲入心為言入肝為呼入脾為歌入腎為呻吟自入為哭肝主色入肺為白入心為赤入脾為黃入腎為黑自入為青心主臭入肝為臊臭入肺為腥臭入脾為香臭入腎為腐臭自入為焦臭脾主味入心為苦入肝為酸入肺為辛入腎為鹹自入為甘腎主液入心為汗入肝為淚入肺為涕入脾為涎自入為唾

五臟所養

肺養皮毛心養血脉脾養肌肉肝養筋膜腎養骨髓

四海

腦者髓之海也胃者氣之海也衝脉血之海也脾胃水穀之海也

八谿

肉之小會曰谿謂二肘二膝四腕也

一谷

肉之大會曰谷臂是也

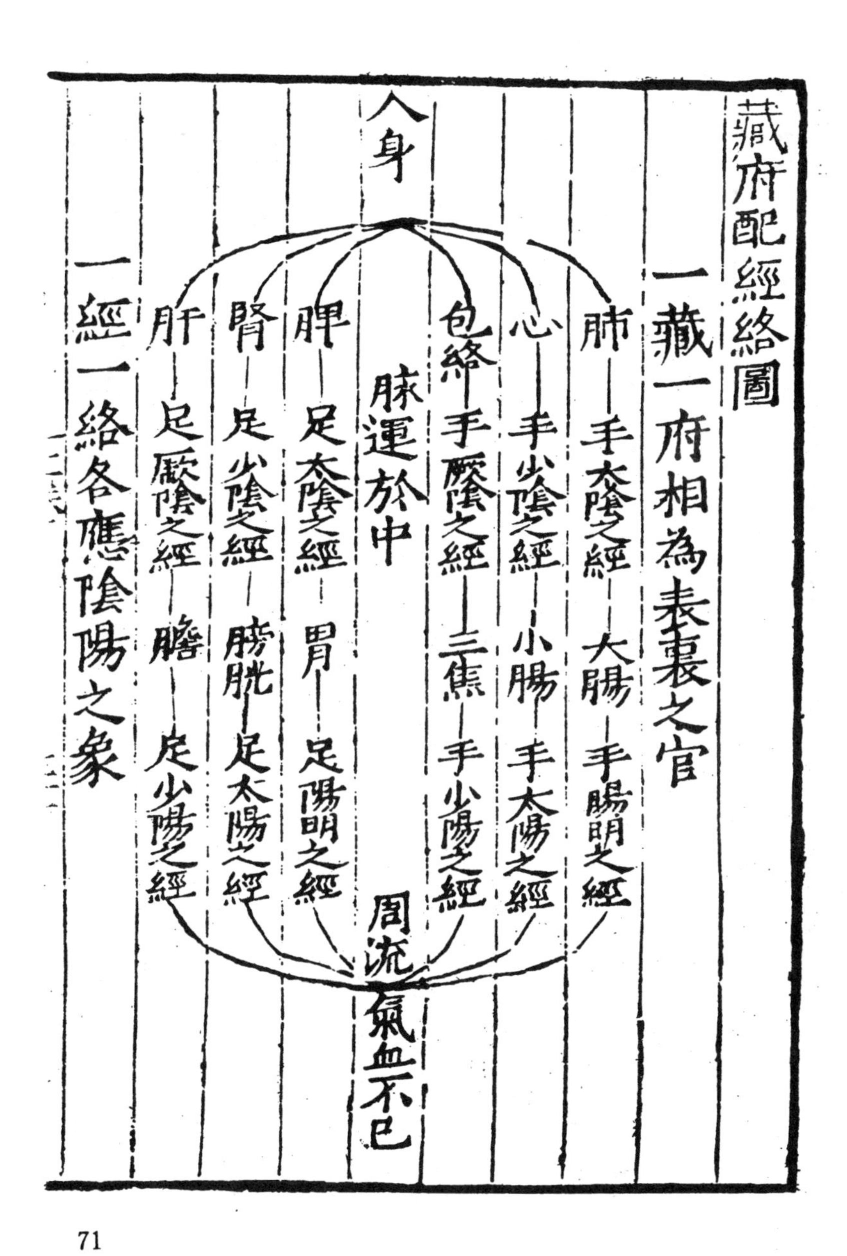
藏府配經絡圖
一藏一府相為表裏之官
肺 手太陰之經 大腸 手陽明之經
心 手少陰之經 小腸 手太陽之經
包絡 手厥陰之經 三焦 手少陽之經
人身
脉運於中
周流氣血不已
脾 足太陰之經 胃 足陽明之經
腎 足少陰之經 膀胱 足太陽之經
肝 足厥陰之經 膽 足少陽之經
一經一絡各應陰陽之象

水穀化精神圖

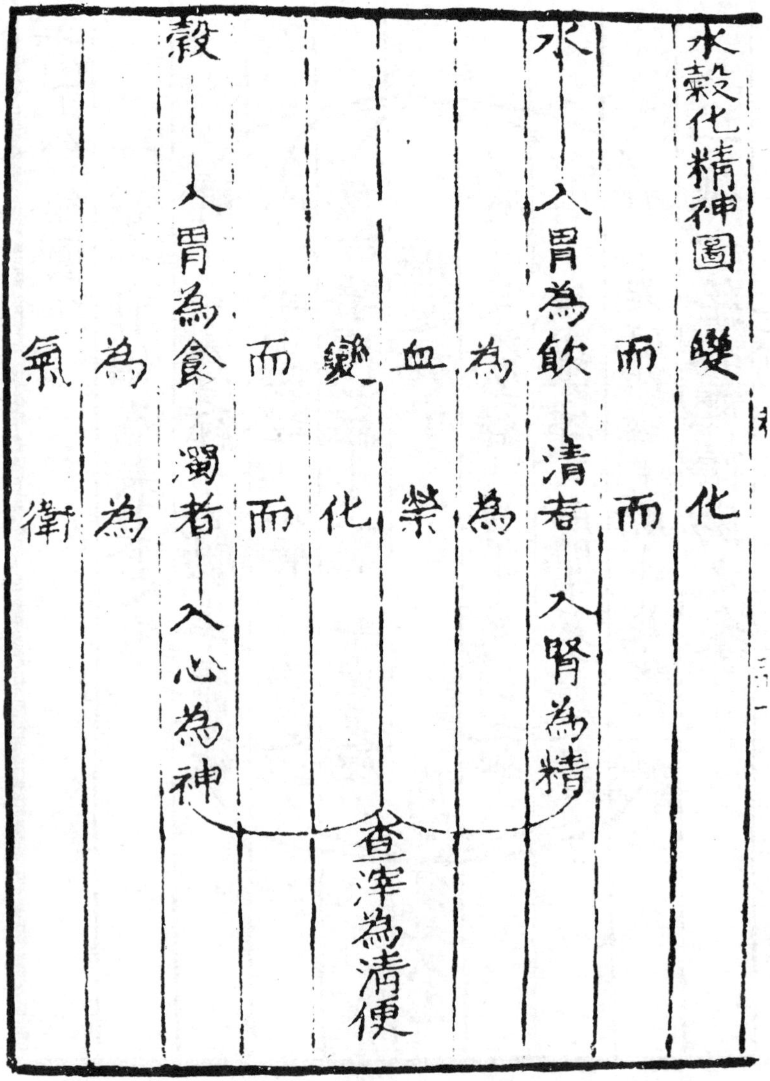

變 化

而 而

水 入胃為飲 清者 入腎為精

為 為

血 榮

變 化

而 而

穀 入胃為食 濁者 入心為神

為 為

氣 衛

查滓為清便

十二經絡

經而直者為經支而橫者為絡

手太陰之脉起於中焦下絡大腸還循胃口上鬲屬肺從肺系橫出腋下下循臑内行少陰心主之前下肘中循臂内上骨下廉入寸口上循魚際出大指之端其支者從腕後直出次指内廉出其端次注手陽明

手陽明之脉起於大指次指之端循指上廉出合谷兩骨之間上入兩筋之中循臂上廉入肘外廉上臑外前廉上肩出髃骨之前廉上出于柱骨之會上下入缺盆絡肺下鬲屬大腸其支者從缺盆

上頸貫頰下入下齒中還出俠口交人中左之右

右之左上俠鼻孔次注足陽明

足陽明之脉起於鼻交頞中傍約太陽之脉下循

鼻外入上齒中還出俠口環唇下交承漿却循頤

後下廉出大迎循頰車上耳前過客主人循髮際

至額顱其支者從大迎前下人迎循喉嚨入缺盆

下鬲屬胃絡脾其直者從缺盆下乳内廉下俠臍

入氣街中其支者起于胃口下循腹裏下至氣街

中而合以下髀關抵伏兎下膝臏中下循脛外廉

下足跗入中指内間其支者下廉三寸而別下入

中指外間其支者別跗上入大指間出其端次注

足太陰

足太陰之脉起於大指之端循指内側白肉際過覈骨後上内踝前廉上腨内循脛骨後交出厥陰之前上膝股内前廉入腹屬脾絡胃上鬲俠咽連舌本散舌下其支者復從胃別上鬲注心中次注

手少陰

手少陰之脉起於心中出屬心系下鬲絡小腸其支者從心系上俠咽繫目系其直者復從心系却上肺下出腋下下循臑内後廉行太陰心主之後

下肘内循臂内後廉抵掌後銳骨之端入掌内後廉循小指之内出其端次注手太陽

手太陽之脉起於小指之端循手外側上腕出踝中直上循臂骨下廉出肘内側兩筋之間上循臑外後廉出肩解繞肩胛交肩上入缺盆絡心循咽下鬲抵胃屬小腸其支者從缺盆循頸上頰至目銳眥却入耳中其支者别頰上䪼抵鼻至目内眥斜絡于顴次注足太陽

足太陽之脉起於目内眥上額交巔其支者從巔至耳上角其直者從巔入絡腦還出别下項循肩

髆内俠脊抵腰中入循膂絡腎屬膀胱其支者從
腰中下俠脊貫臀入膕中其支者從髆内左右別
下貫胛俠脊内過髀樞循髀外從後廉下合膕中
以下貫踹内出外踝之後循京骨至小指外側次
注足少陰
足少陰之脉起於小指之下斜趍足心出于然谷
之下循内踝之後別入跟中以上踹内出膕内廉
上股内後廉貫脊屬腎絡膀胱其直者從腎上貫
肝鬲入肺中循喉嚨俠舌本其支者從肺出絡心
注胷中次注手厥陰

手厥陰之脉起於胷中出屬心包下鬲歷絡三焦其支者循胷出脇下腋三寸上抵腋下循臑内行太陰少陰之間入肘中循臂内入掌中循中指出其端其支者從掌中循小指次指出其端次注手少陽

手少陽之脉起於小指次指之端上出兩指之間循手表腕出臂外兩骨之間上貫肘循臑外上肩交出足少陽之後入缺盆布膻中散絡心包下鬲循屬三焦其支者從膻中上出缺盆上項繫耳後直上出耳上角以屈下頰抵𩑰其支者從耳後入

耳中出走耳前過客主人前交頰至目銳眥次注

足少陽

足少陽之脉起於目銳眥上抵頭角下耳後循頸行手少陽之前至肩上却交出手少陽之後入缺盆其支者從耳後入耳中出走耳前至目銳眥之後其支者別銳眥下大迎合于手少陽抵於䪼下加頰車下頸合缺盆以下胷中貫膈絡肝屬膽循脇裏出氣街遶毛際橫入髀厭中其直者從缺盆下腋循胷過季脇下合髀厭中以下循髀少陽出膝外廉下外輔骨之前直下抵絕骨之端下出外

踝之前循足跗上入小指次指之間其支者別跗上入大指之間循大指岐骨內出其端還貫爪甲出三毛次注足厥陰

足厥陰之脉起於大指叢毛之際上循足跗上廉去內踝一寸上踝八寸交出太陰之後上膕內廉循股陰入毛中過陰器抵小腹俠胃屬肝絡膽上貫膈布脇肋循喉嚨之後上入頏顙連目系上出額與督脉會於巔其支者從目系下頰裏環唇內其支者復從肝別貫膈上注肺次注手太陰

奇經八脉

督脉者起於下極之腧並於脊裏上至風府入屬於腦

任脉者起於中極之下以上毛際循腹裏上關元至咽喉上頤循面入目絡舌

衝脉者起於氣衝並足陽明之經俠臍上行至胷中而散

帶脉者起於季脇回身一周

陽蹻脉者起於跟中循外踝上行入風池

陰蹻脉者亦起於跟中循内踝上行至咽喉交貫衝脉

陽維起於諸陽之會
陰維起於諸陰之交

臟腑配五行圖

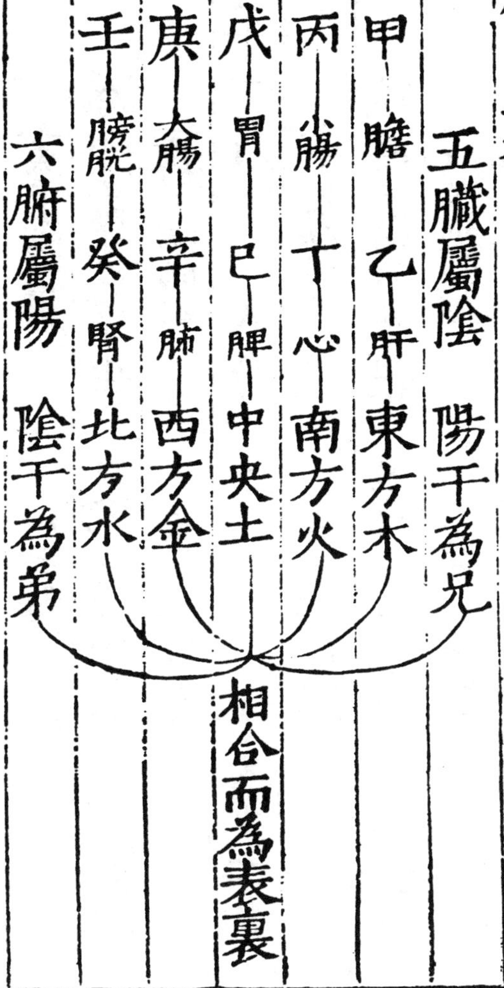

五臟屬陰　陽干爲兄

甲—膽—乙—肝—東方木

丙—小腸—丁—心—南方火

戊—胃—已—脾—中央土

庚—大腸—辛—肺—西方金

壬—膀胱—癸—腎—北方水

六腑屬陽　陰干爲弟

相合而爲表裏

經絡配四時圖

天非純陽亦有三陰天以陽生陰長而為春夏

寅手少陽三焦經　巳手厥陰包絡經

春卯手陽明大腸經—生—夏午手少陰心之經　長手之經絡應天

辰手太陽小腸經　未手太陰肺之經

天時十二月　人身十二經　地支十二位

申足少陽膽之經　亥足厥陰肝之經

秋酉足陽明胃之經—殺—冬子足少陰腎之經　藏足之經絡應地

戌足太陽膀胱經　丑足太陰脾之經

地非純陰亦有三陽地以陽殺陰藏而為秋冬

評脉法第四

脉者何也莫非氣乎氣為衛衛行脉外莫非血乎血為榮榮行脉中然則脉之一字果何物乎嘗試原之必有說矣蓋人之耿軀渾然中處吾身之氣血即天地之陰陽也天地之陰陽所以一升一降者必有主宰者焉人身之氣血所以一周一轉者必有統御者焉知此則知脉矣古之衇字從血從𠂢所以使氣血各依分派而行經絡也今之脉字從月從永所以使肌肉以之長久而保天年也脉者有三一曰命之本二曰氣之神三曰形之道經

所謂天和是矣至於折一肢瞽一目亦不能害生
而脉不可須臾失矣失則絶命害生也春之生也
吾之脉與天地之氣而同升夏之長也吾之脉與
天地之氣而同浮秋之殺也吾之脉與天地之氣
而同降冬之藏也吾之脉與天地之氣而同沉分
而言之曰氣曰血曰脉總而言之唯脉運行氣血
而巳矣是以氣血盛則脉盛氣血衰則脉衰氣血
和則脉平氣血亂則脉病氣血壯則脉大氣血微
則脉小氣血熱則脉數氣血寒則脉遲長人則脉
長短人則脉短性緊則脉緊性緩則脉緩室女尼

冠則脉濡嬰兒稚子則脉急脉為氣血之體氣血乃脉之用也然則氣血能使脉之盛衰又得以致焉盖因穀入於胃脉道乃行穀氣多則氣血榮昌脉亦盛矣穀氣少則氣血微弱脉亦衰矣故經曰四時以胃氣為本脉無胃氣則死矣論而至此脉之一字豈非太乙天真之元氣乎

三部九候圖

五行循環相生周而復始有如子母之親

右手

寸　肺大腸脉在金	關　脾胃脉在土	尺　命門三焦脉在火

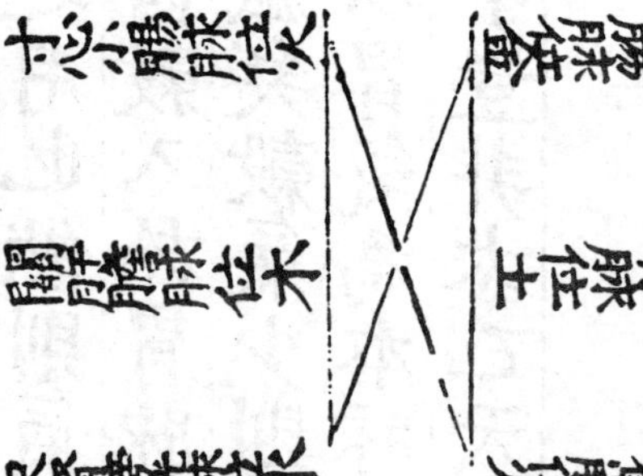

右尺相火在下而卑

尺澤穴

左手

寸　心小腸脉在火	關　肝膽脉在木	尺　腎膀胱脉在水

左寸君火在上而尊

尺澤穴

六部對待相剋左剛右柔有若夫婦之別

三部者寸關尺也九候者浮中沉也寸應天為上
部關應人為中部尺應地為下部一部之中各有
浮中沉三候浮以象天中以象人沉以象地三三
如九故曰三部九候也然則寸關尺之名何以言
之葢人手腕後高骨為關從關至魚際得同身之
一寸故名曰寸部從關至尺澤穴得同身之一尺
故名曰尺部寸部屬陽實得寸內九分陽數九也
尺部屬陰實得尺內一寸陰數十也陽出陰入以
關為界故名曰關部然則浮中沉之名何以取之
葢三部之中六府之脉常浮府屬陽也五藏之脉

常沉藏屬陰也胃氣之脉常在沉浮之中胃為五藏六府之本也輕手診之為浮候重手診之為沉候不重不輕診之為中候故診法常以平旦陰氣未動陽氣未散飲食未進經脉未盛絡脉調匀氣血未亂乃可診之先令病人端身默坐為醫者當澄心息慮初以中指揣按高骨關位次下前後二指輕按消息之中按消息之重按消息之然他醉莫與診脉自醉莫診他人或有病人遠來曾乘車而坐舟或騎驢而跨馬必待甦歇乆之方與診視終不及平旦為準也然寸部以應上焦心肺居上

也關部以應中焦肝脾居中也尺部以應下焦腎
命居下也左寸心與小腸動脉之位君火也有寸
肺與大腸動脉之位燥金也左關肝與膽動脉之
位風木也右關脾與胃動脉之位濕土也左尺腎
與膀胱動脉之位寒水也右尺命門與三焦動脉之位
相火也然以循環之序言之則左尺水生左關木
左關木生左寸火左寸火接右尺火右尺火生右
關土右關土生右寸金右寸金生左尺水生生之
意不絶有子毋之親也然以對待之位言之則左
寸火剋右寸金左關木剋右關土左尺水剋右尺

火左剛右柔有夫婦之別也然左手屬陽右手屬陰左寸君火以尊而在上右尺相火以卑而在下有君臣之道也三部之中有此自然之理學醫者不可不盡心乎

四時平脉應天運圖

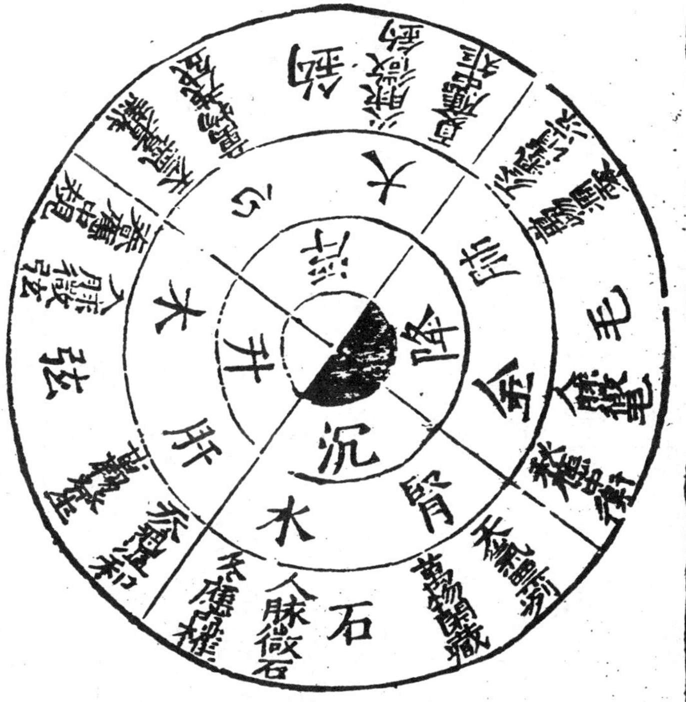

天之陰陽左升而右降上浮而下沉所以為四時之序也人之氣血春升而秋降夏浮而冬沉所以為四時之脉也四時之序謂生長化收藏也四時之脉謂弦鈎緩毛石也春三月天氣温和萬物發生肝經木旺脉來輕虚而滑端直以長故曰弦夏三月天氣暑熱萬物盛長心經火旺脉來盛去衰前屈後居故曰鈎秋三月天氣清凉萬物凋零肺經金旺脉來輕虚以浮故曰毛冬三月天氣凛冽萬物閉藏腎經水旺脉來沉濡而滑故曰石經曰春日浮如魚之在波夏日在膚泛泛乎萬物有餘秋

日下膚蟄虫將去冬日在骨蟄虫周密君子居室以其脉應天地之運所以有規矩權衡之譬也應時而見曰太平過曰病不及曰病反時而見曰死謂春得秋脉秋得夏脉夏得冬脉冬得長夏脉長夏得春脉五行相剋鬼賊之脉見也脉有胃氣曰平故曰微弦微鈎微毛微石五臟兼胃氣而見也脉無胃氣曰死故真肝脉至中外急如循刀刃責責然如按琴瑟絃色青白不澤毛折乃死真心脉至堅如摶如循薏苡子纍纍然色赤黑不澤毛折乃死真肺脉至大而浮如以毛羽中人膚色白赤

不澤毛折乃死真腎脉至摶而絶如指彈石劈劈然色黑黄不澤毛折乃死真脾脉至如屋漏雀啄色黄青不澤毛折乃死是不兼胃氣也故人以脉氣為宗以胃氣為本也

氣血流轉分晝夜圖

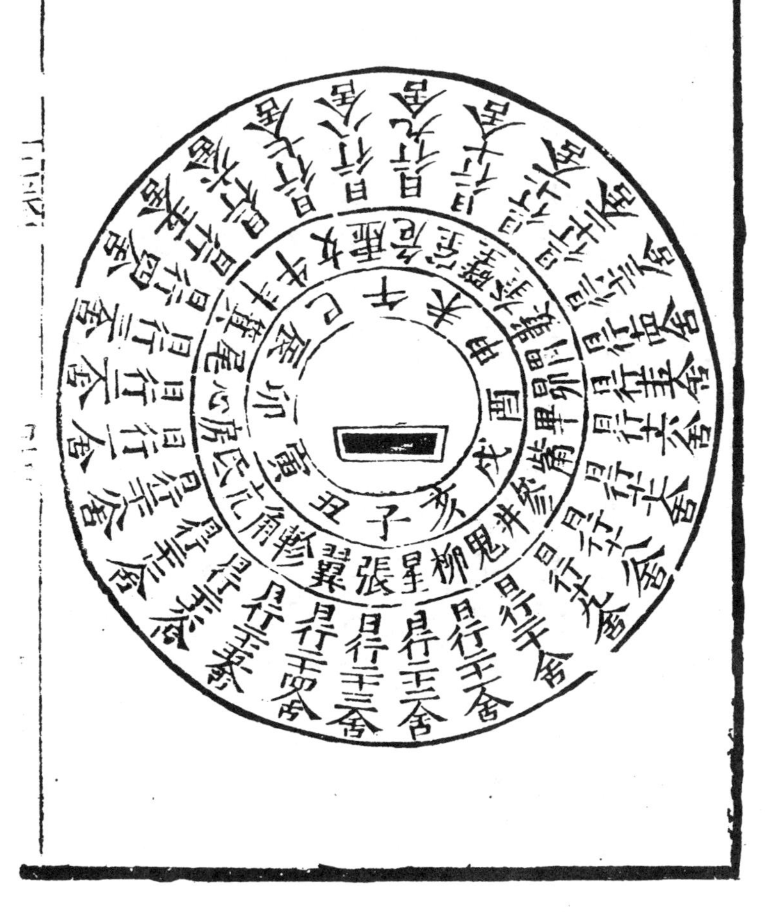

周天三百六十五度太陽一日行一度從房至胃
十四宿為陽主晝正人身血氣行陽二十五度也
從昴至氐十四宿為陰主夜正人身氣血行陰二
十五度也盖人身經絡共長一十六丈二尺手三
陽之脉從手至頭長五尺五六合三丈手三陰之
脉從手至胷中長三尺五寸三六一丈八尺五六
三尺合工丈一尺足三陽之脉從足至頭長八尺
六八四丈八尺足三陰之脉從足至胷中長六尺
五寸六六三丈六尺五六三尺合三丈九尺人兩
足蹻脉從足至目長七尺五寸二七一丈四尺二

五一尺合一丈五尺督脉任脉各長四尺五寸二四八尺二五一尺合九尺凡脉長一十六丈二尺也人一呼脉行三寸一吸脉行三寸呼吸定息脉六寸十息脉行六尺百息脉行六丈二百七十意脉行一十六丈二尺氣血周身一度也漏水下二刻焉至明日寅時周身五十度脉行八百一十丈該一萬三千五百息漏水下百刻焉日行二十八舍也其始從中焦注手太陰陽明陽明注足陽明太陰太陰注手少陰太陽太陽注足太陽少陰少陰注手厥陰少陽少陽注足少陽厥陰厥陰循還

注手太陰周而復始循環無端氣主呴之血主濡之脉在其中為之樞紐也春秋分晝夜兩停脉行五十度合乎正數也若冬至之後晝四十刻夜六十刻陰多陽少氣血凝澁而脉道遲止行四十度也夏至之後晝六十刻夜四十刻陽多陰少氣血滑利而脉道疾乃行六十度也若天氣暴熱脉行亦疾天氣暴寒脉行亦遲故人不能調養以順造化之氣則病生而脉變矣

司天不應脉圖

	司天	不應	在泉	不應
南政	太陰司天	右寸不應	太陰在泉	右尺不應
南政	少陰司天	兩寸不應	少陰在泉	兩尺不應
南政	厥陰司天	左寸不應	厥陰在泉	左尺不應

南政面南布政六十年中十年　北政面北布政六十年中五十年

	司天	不應	在泉	不應
北政	太陰司天	右尺不應	太陰在泉	右寸不應
北政	少陰司天	兩尺不應	少陰在泉	兩寸不應
北政	厥陰司天	左尺不應	厥陰在泉	左寸不應

天地之間五行金木水火土而已經所謂二火者有君火相火也君火以明相火以位君火不用事相火代君行令也故南政少陰司天君火在上則兩寸不應司泉君火在下則兩尺不應厥陰司天則君火在左故左寸不應司泉則左尺不應太陰司天則君火在右故右寸不應司泉則兩寸不應厥陰司天則君火在上則兩尺不應司泉君火在下則兩寸不應厥陰司天則君火在左故左尺不應司泉則左寸不應太陰司天則君火在右故右尺不應司泉則右寸不應尺不應者謂脉沉而細

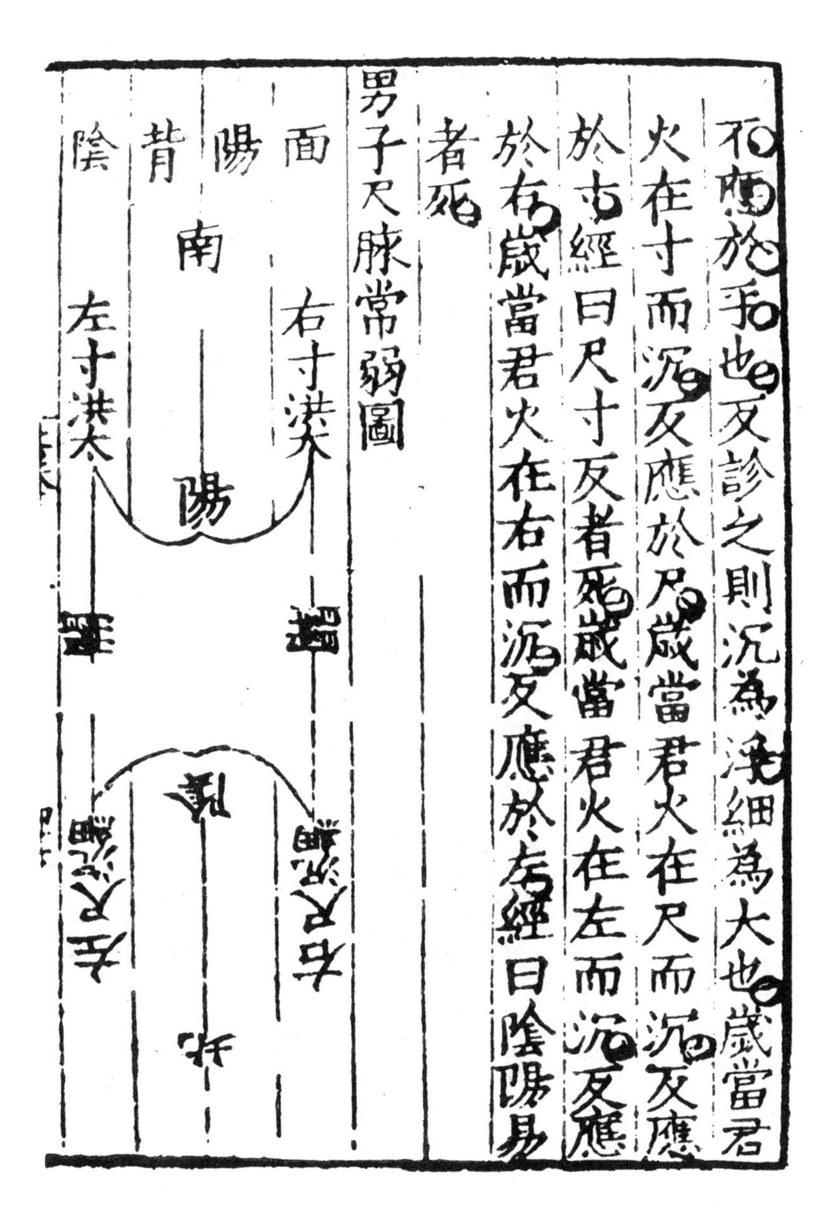
石硬於手也。反診之則沉為浮細為大也。歲當君火在寸而沉反應於尺歲當君火在尺而沉反應於寸經曰尺寸反者死歲當君火在左而沉反應於右歲當君火在右而沉反應於左經曰陰陽易者死

男子尺脉常弱圖

女子尺脉常盛圖

面
陰
右寸沉細
關
右尺洪大
北
陰
陽
南
背
陽
左寸沉細
關
左尺洪大

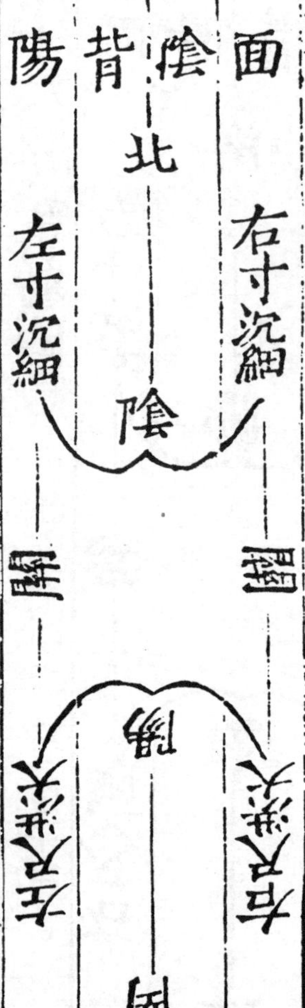

經曰天地者萬物之父母也陰陽者血氣之男女也男子負陰而抱陽女子負陽而抱陰南方陽也北方陰也男子面南而生則兩寸在南而得其陽故寸脉洪大而尺脉微弱也女子面北而生則兩寸在北而得其陰故寸脉微弱尺脉洪大也男得

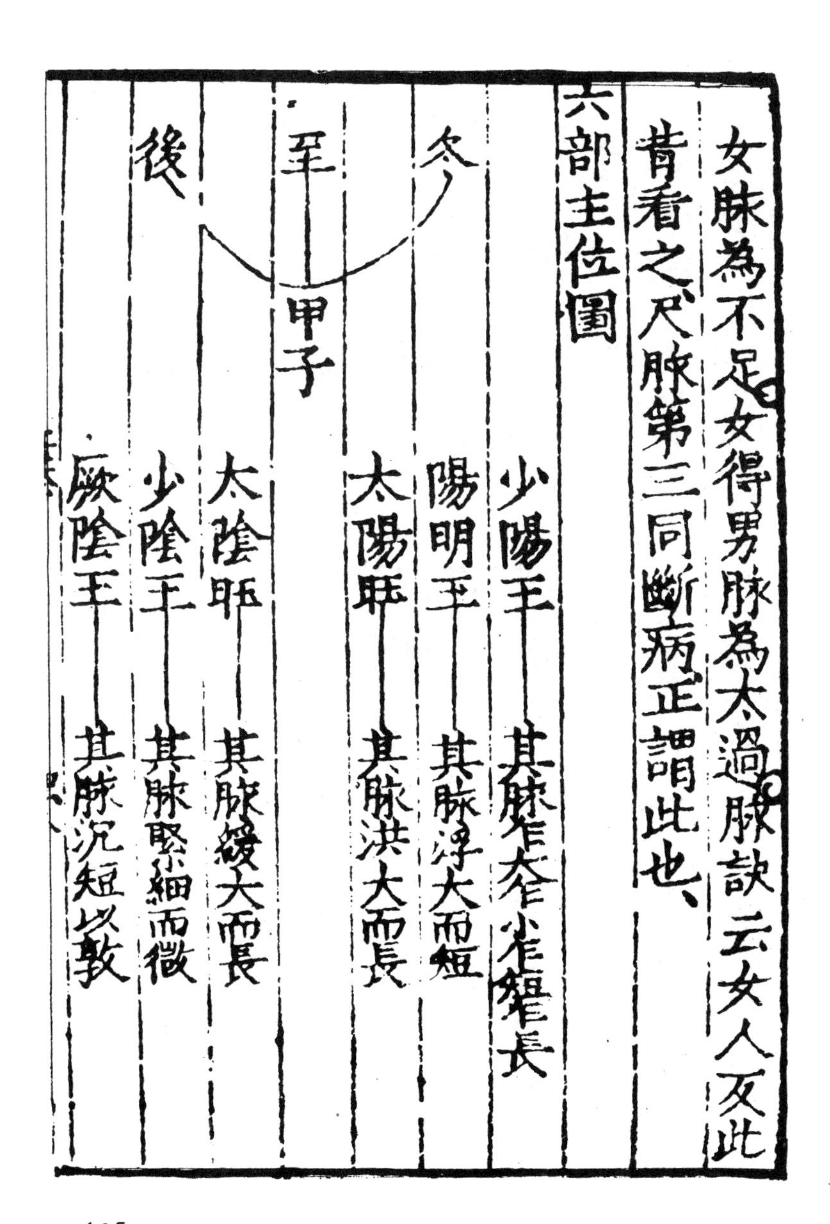

女脉為不足女得男脉為太過脉訣云女人反此背看之尺脉第三同斷病正謂此也

六部主位圖

經曰冬至之後得甲子少陽王其脉乍大乍小乍短乍長盖冬至之後若得第一甲子乃大寒中氣日也自大寒至春分六十日正初之氣分也其時草木方生風令皷折萬物未有定象故脉大小長短不一也復得甲子陽明旺其脉浮大而短乃第二甲子正春分至小滿六十日二之氣分也其時草木雖生而未茂盛陽氣清明故脉浮大而却短也復得甲子太陽旺其脉洪大而長乃第三甲子正小滿至大暑六十日三之氣分也其時萬物茂盛陽氣極熱故脉洪大而又長也復得甲子太陰

旺其脉緩大而長乃第四甲子正大暑至秋分六十日四之氣分也其時濕熱變作林木津潤故脉緩大而長也復得甲子少陰旺其脉緊細而微乃第五甲子正秋分至小雪六十日五之氣分也其時草木凋零天地肅殺故脉緊細而微也復得甲子厥陰旺其脉沉短以敦乃第六甲子正小雪至大寒六十日終之氣分也其時萬物閉密陽氣伏藏故脉沉短而友敦厚也

六氣客脉圖

假令丁酉年歲

太陰所至——其脉緩

少陽所至——其脉大而浮

陽明所至——其脉短而濇

太陽所至——其脉沉

厥陰所至——其脉弦

少陰所至——其脉鈎

六步主位之脉一定而不移合乎四時之氣候也

六分客氣之脉一換而即遷加乎四時之氣候也

然主勝則逆客勝則從且今歲丁酉太陰濕土居初之氣分若主氣風木旺則人脉當弦若客氣濕土旺則人脉當緩推此可知餘歲矣又如巳亥年陽明燥金居初之氣分若主氣風木旺則天氣温和人脉當弦若客氣燥金旺則天氣清凉人脉當濇粗工不識氣運之加臨不察主客之勝負便以為春得秋脉金剋木而當死可謂謬参吁刻舟而求劍膠柱而調瑟豈可與言醫哉

婦人陰搏陽別有子脈圖

右手　寸　關　尺　二二
陽脈搏別　陰脈搏盛　尺尺
俱俱
浮沉
妊娠三月後診之大實
主主

左寸　關　尺
陽脈搏別　陰脈搏擊　兩兩
男女
胎胎

小兒食指辯三關色圖

命關 第三節紋現此命問九死一生 氣關 第 風關 第一節

小兒乳抱之時未能飲食不可診脉但以食指三節為三關辯驗之黃赤為熱青黑為痛白為寒見於氣關者主在內之疾見於風關者主在外之疾見於命關者不治 食指第二指也

脉位輕重

初持脉如三菽之重與皮毛相得浮短而濇者肺脉也如六菽之重與血脉相得浮大而散者心脉也如九菽之重與肌肉相得中而和緩者脾脉也

如十二菽之重，與筋相平，沉弦而長者，肝脉也。按之至骨，沉濡而滑者，腎脉也。

脉息遲數

人一呼脉二動，一吸脉二動，呼吸定息脉又一動。蓋呼出心與肺，吸入腎與肝，呼吸之間，脾受穀味也。故一息脉五動曰平，五藏俱有氣也。一息脉六動曰數，數則為熱，一息脉三動曰遲，遲則為寒。脉來數而時一止復來曰促，主積聚氣痞憂思所成。脉來緩而時一止復來曰結，主傷寒熱癇下之則平也。脉動而中止不能自還，因而復動曰代，代者死脉也脉經曰脉一動一止者兩日死脉兩動一止者四日死脉三動一止者六日死脉四動一止者八日死脉五動一止者十日死脉十動一止者一年後春草生而死二十動一止者二年後清明節而死三十動一止者三年後立秋節而死四十動一止者四年後小麥熟而死五十動一止者五年後草枯水寒時而死聖人斷生死之訣有此徵驗乃不傳之秘也

七表屬陽

○浮脉者、輕手乃得、重手不見、動在肌肉、以上曰浮、浮以候表脉、見諸陽為表熱、諸陰為表寒、又為風為氣盛、為血虛、

○芤脉者、浮大而耎、按之中空、兩邊實曰芤、芤主熱盛失血、寸芤則吐血、微則衄、關芤則腸癰下血、尺芤則大便血、微則小便血、甚則俱下、

○滑脉者、往來前却、流利如珠、浮中如有力、與數相似、曰滑、滑為熱、為伏痰、為宿食、為吐逆、為經閉、

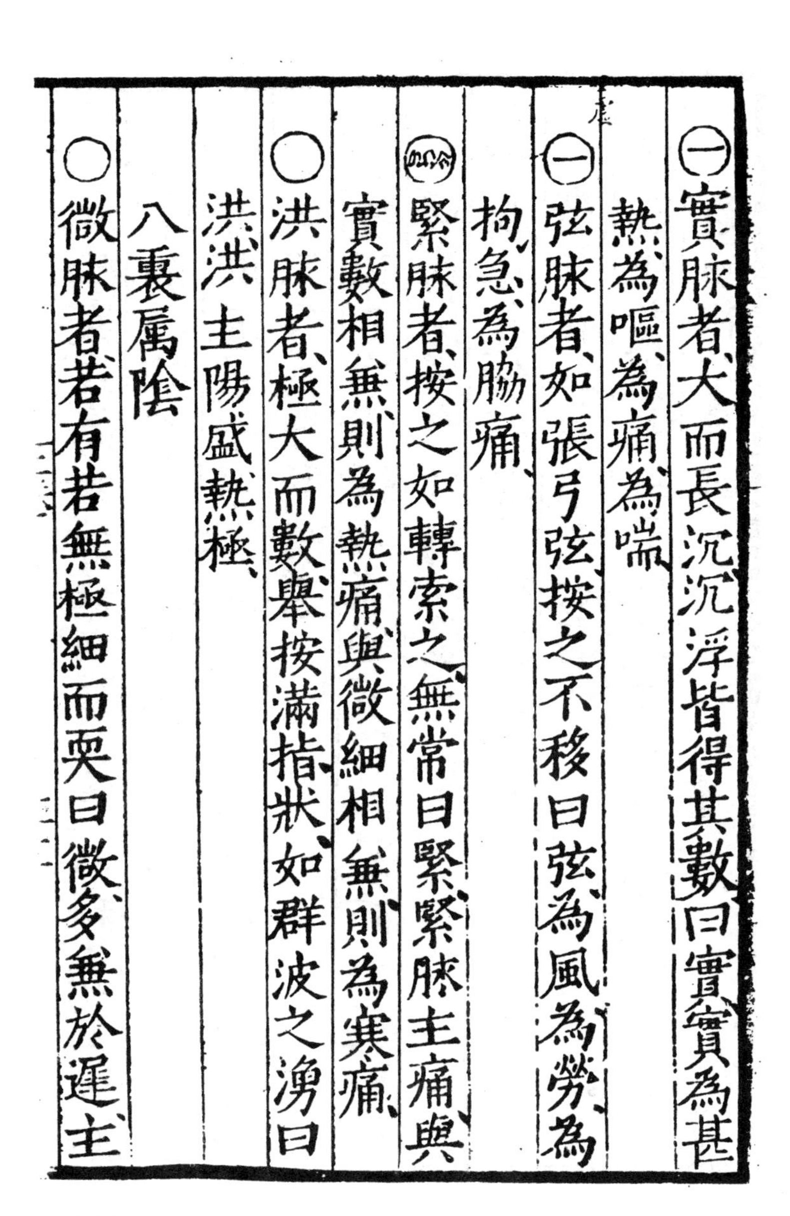

㊀實脉者、大而長沉沉浮皆得其數曰實實為甚
熱為嘔、為痛為喘、
㊀弦脉者、如張弓弦按之不移曰弦為風為勞為
拘急、為脇痛、
〇緊脉者、按之如轉索之無常曰緊緊脉主痛與
實數相無則為熱痛與微細相無則為寒痛、
〇洪脉者、極大而數舉按滿指狀如群波之湧曰
洪洪主陽盛熱極、
八裏屬陰
〇微脉者若有若無極細而耎曰微多無於遲主

於陰寒、或傷寒蓄熱在裏、脉道不利、亦見微細濡弱之脉、不可以為寒、當以標本別之、

沉脉者、重手乃得、輕手不見、動在肌肉以下曰沉、沉為裏、為水、為寒、

緩脉者、比浮而大、縱緩不緊、似遲而小疾曰緩、緩為傷風自汗、為眩暈不仁、

澁脉者、細而遲、往來難且散、如刀刮竹皮曰澁、澁主液血衰、亦主心痛、

遲脉者、脉來三至曰遲、遲則為寒、或傷寒亡液過極、脉亦遲也、

〇一伏脉者、極重指按之着骨乃得曰伏、伏三伏痰為留飲為畜水為溏泄

〇濡脉者、極耎而浮細曰濡、為自汗為氣弱、

〇弱脉者、極耎而細沉曰弱、弱為氣血俱虚形氣不足、

斷生死訣。

汗出髮潤喘不休者肺先絶也、

陽反獨留形體如烟熏直視摇頭者、心先絶也、

唇吻反青、四肢漐習者、肝先絶也、

環口黧黑、柔汗發黄、者、脾先絶也、

溲便遺失狂言目友直視者腎先絕也

汗出如油喘不休水漿不下形體不仁乍靜乍亂者命門絕也

陽氣前絕陰氣後竭其人死身色必青

心印紺珠經上卷終

心印紺珠經卷之下

察病機第五

○五運主病、

諸風掉眩皆屬肝木、（木鬱達之達謂吐之也）

掉搖也、眩昏亂旋運也、風主動故也、所以風氣甚而頭目眩運者、由風木旺、必是金衰、不能制木而木復生火、風火皆屬陽、多為兼化、陽主乎動、兩動相傳、則為之旋轉、故火本動也、焰得風自然旋轉如春分至小滿、而為二之氣、分風火相搏、則多起飄風俗謂之旋風是也、四時皆有之由五運六氣千變萬化衝盪擊搏推之無窮安得失時而便謂之無也但有微甚而已人或乘車躍馬登舟環舞其動不止而左右紆曲經曰曲直動揺風之用也眩運而嘔吐者風熱甚故也

諸痛痒瘡瘍皆屬心火 火鬱發之發謂踈散之也

人近火氣者微熱則痒熱甚則痛附近則灼而為瘡皆火之用也或痒痛如針輕刺者猶飛迸火星灼之然也痒者美疾也故火旺於夏而萬物蕃鮮榮美也灸之以火漬之以湯而痒轉甚者微熱之所使也因而痒去者熱令皮膚寬緩腠理開通陽

氣得泄熱散而去故也或夏熱皮膚痒而以冷水沃之不去者寒能收斂腠理閉密陽氣鬱結不能散越怫熱内作故也痒得爬而解者爬為火化微則亦能令痒爬令皮膚辛辣而屬金化辛能散故金化見而火力分解矣或云痛為實痒為虚非謂虚為寒也正謂熱之微甚也或疑瘡瘍皆屬火熱而反腐出膿水者何也猶穀肉果菜熱極則腐爛而潰為汗水也潰而腐爛者水之化也所謂五行之理過極則勝已者反來制之故火熱過極則反無於水化又如鹽能固物令不腐爛者鹹寒水化

制其火熱使不過極、故得久固也、萬物皆然、

諸濕腫滿皆屬脾土、土鬱奪之、奪謂下之、令無壅滯也

地之體也、土濕過極、則痞塞腫滿、物濕亦然、故長夏屬土、則庶物隆盛也、食飲不消則生濕、濕則生泄、

諸氣膹鬱病痿皆屬肺金、金鬱泄之、泄謂解表利小便也

膹謂膹滿也、鬱謂奔迫也、痿謂手足痿弱、無力以運動也、大抵肺主氣、氣為陽、陽主輕清而升、故肺居上部、病則其氣膹滿奔迫、不能上升、至於手足痿弱、不能運動、由肺金本燥、燥之為病、血液衰少、不能榮養百骸故也、經曰、目得血而能視、掌得血、

而能握、指得血、而能攝、足得血、而能步、故秋金旺則霧氣蒙鬱、而草木萎落、病之象也、萎、猶痿也、

諸寒收引、皆屬腎水、水谿時泄之泄謂制之中逆也

收斂引急、寒之用也、故冬寒則拘縮矣、

〇六氣為病、

諸暴强直、支痛緛戾、裏急筋縮、皆屬於風、厥陰風木乃肝膽之氣也、

暴、卒也、强直、堅勁也、支痛、支持也、謂堅固支持、筋攣不柔而痛也、緛、縮也、戾、乖戾也、謂筋縮裏急、乖戾失常而病也、然燥金主於緊斂短縮勁切、風木為病、反見燥金之化者、由亢則害、承乃制也、況風

能勝濕而為燥也風病勢甚而成筋緩者燥之甚也故甚者皆無於燥也

熱類

諸病喘嘔吐酸暴注下迫轉筋小便渾濁腹脹大鼓之如鼓癰疽瘍疹瘤氣結核吐下霍亂瞀鬱腫脹鼻窒鼽衄血溢血泄淋閟身熱惡寒戰慄驚惑悲笑譫妄衄衊血汗皆屬於熱少陰君火之熱乃真心小腸之氣也

喘火氣甚為夏熱衰為冬寒故病寒則氣衰而息微病熱則氣盛而息粗而為喘也寒水為陰主遲緩熱火為陽主急數

嘔胃膈熱甚則為嘔火氣炎上之象也寒亦主嘔不可執一而論

吐酸者、肝木之味也、由火盛制金、不能平木、而肝木自甚、故為酸也、如飲食熱、則易於酸矣、或言吐酸為寒者、誤也、且如酒之味苦、而性熱、能養心火、故飲之則令人色赤、氣粗、脉洪大而數、語澀譫妄、歌唱悲笑喜怒如狂、冒昧健忘、煩渴、嘔吐、皆熱證也、其吐必酸、為熱明矣、況熱則五味皆厚、經曰、在地為化、化生五味、故五味熱食則味皆厚也、是以肝熱則口酸、心熱則口苦、脾熱則口甘、肺熱則口辛、腎熱則口鹹、或口淡者、胃熱也、胃屬土、土為萬物之母、胃為五臟之本、故傷生冷堅硬之物、則令人噫醋呑酸，循寒傷皮毛，能令陽氣壅滯，而為病熱也。俗醫妄以為冷，主温和脾胃，而復愈者，循傷寒用桂枝麻黃藥，發表令汗出而愈也。若久吐酸不已，則不宜温之，當以寒藥下之，後以凉藥調之，所以中酸而不宜食油膩之物者，蓋因能令氣之壅塞也。

暴注，卒瀉也。腸胃熱甚，而傳化失常，火性疾速，故也。

下迫，裏急後重也。火能燥物，能令下焦急迫也。

轉筋，熱燥於筋，而筋轉也。或言轉筋為寒者，誤也。所謂轉者，動也。陽動陰靜，熱證明矣。霍亂吐瀉之人必有轉筋之證大法吐瀉煩渴為熱不渴為寒靈亂轉筋而不渴者未之有也或曰以温湯漬之則愈以冷水沃之則劇何也盖温湯能令腠理開發熱氣消散轉筋即止冷水能令腠理閉密熱氣鬱塞轉筋不止世俗見温湯漬之而愈妄疑為寒也

小便渾濁天氣寒則水清潔天氣熱則水渾濁如清水為湯則自白濁也

腹脹大鼓之如鼓氣為陽熱甚則氣盛故腹脹滿也

癰淺而大也經曰熱勝血則為癰膿也

疽深而惡也

瘍有頭小瘡也
疹浮小癮疹也、
瘤氣赤瘤丹熛熱勝氣也
結核熱氣鬱結堅硬如果中核也不必潰發但令熱
氣散自然消也
吐下霍亂三焦為水穀傳化之道路熱氣甚則傳化
失常而吐瀉霍亂也或言吐瀉為寒者誤矣大法
吐瀉煩渴為熱不渴為寒或熱吐瀉始得之亦有
不渴者若不止則亡液而後必渴或寒本不渴若
亡津液過多則亦燥而渴也大抵完穀不化而色

白吐利腥穢澄徹清冷小便清白不澀身涼不渴脉沉細而遲者寒證也如小兒病熱吐利乳未消而色尚白不可便言爲寒當以飲食藥物之色別之若穀雖不化而色變非白小便赤黃吐利煩渴脉洪大而數者熱證也盖瀉白爲寒餘皆爲熱瀉白者肺金之色也由寒水甚而制火不能平金肺金自甚故色白也瀉青者肝木之色也由火盛制金不能平木肝木自甚故色青也如傷寒少陰下利清水色純青仲景以大承氣湯下之爲熱明矣瀉黃者脾土之色也由火盛水衰脾土自旺故色

黃也瀉紅者心火之色也瀉黑者腎水之色也由亢則害承乃制火熱過極反兼水化制之故色黑也下痢色黑者即死又如瘡癤皆屬火熱其本一也其標則有五焉以其在皮膚之分屬肺金故出白膿以其在血脉之分屬心火故為血癤以其在肌肉之分屬脾土故出黃膿以其在筋之分屬肝木故其膿色帶蒼深至骨屬腎水故紫黑血也若以下痢黑者為寒然則瘡癤之出紫黑血者亦為冷歟又如痢本濕熱之相兼也舉世皆言赤痢為熱白痢為寒者誤之久矣殊不知陰陽之道猶權

衡也一高則必一下一盛則必一衰故陽盛者陰必衰陰盛者陽必衰自然之理也豈有陰陽二氣俱盛於腸胃而同為赤白之痢乎夫痢何也蓋因六七月間世之穀肉果菜濕熱大盛人食之感其毒氣於腸胃而化為汙水腐爛為膿血而下赤白也治痢之法當以苦寒之藥治之如晉朝錢仲陽處香連丸以治小兒之痢深得玄理木香苦溫黃連苦寒苦能燥濕寒能勝熱溫能開發腸胃之鬱結愈痢多矣今世俗醫但以辛熱姜桂之藥以治諸痢病之微者能令陽胃開通鬱結消散苟獲一

愈病之甚者，怫熱不開，痢疾轉盛，輕則為小洩不通、水腫之疾，重則為瞀亂之病而死矣，深可嘆哉。又如婦人赤白帶下之病，同乎痢也。蓋人有十二正經脉，有奇經八脉，帶脉者，奇經之一也，起於季脇，回身一周，如束帶然。婦人下焦濕熱太甚，津液湧溢，從帶脉淋瀝而下也。舉世皆言白帶為寒者，亦誤矣。比病此者，必頭目昏眩，口苦舌乾，咽嗌不利，小便赤澀，大便秘滯，脉實而數，皆熱證也。治帶下之法，亦以辛苦寒藥為主，不可驟用燥熱之藥，以損人生命也。又如酒蠱而大便濡瀉者，亦由濕熱也或水腫或發黃皆濕熱也嗚呼人既有形不能無病有生不能無死然醫者但當按法治之若標本不明陰陽不審誤投湯藥實實虛虛而死者是誰之過歟故曰世無良醫枉死者半詎不誣矣

瞀神昏而氣濁也、熱氣甚則濁亂昏脹也

鬱熱極則腠理鬱結而氣道不通也、

腫脹陽熱太甚則腫滿腹脹也如六月庶物隆盛腫脹之象明可見矣、腫脹者熱勝於內則氣鬱而為腫也

鼻窒謂鼻塞也傷風寒於腠理而為鼻塞者寒能收斂陽氣不通暢也人側臥則下竅通利上竅反塞

者謂陽明之經左右相交於鼻也

鼽鼻出清涕也 經曰亢則害承乃制也以火爍金熱極而反為水之象也故肝熱則出泣心熱則出汗脾熱則出涎肺熱則出涕腎熱則出唾五臟之液也

衄鼻出血也 陽極怫鬱於足陽明火氣上突於鼻則血妄行而為鼻衄血出也

血溢血出於上竅也

血泄血出於下竅也 熱客下焦而大小便血泄也

淋熱客膀胱小便澀痛也或曰小便澀而不通為熱遺溲不禁為冷豈知熱甚客于腎部干於足厥陰之經廷孔鬱結極甚氣液不能宣通故痿痺而神無所用津液滲入膀胱而為溲也如傷寒少陰熱極則遺溲其理明矣世傳眾方又有冷淋之說可

笑也、巳及觀其所治之方、還用榆皮瞿麥苦寒之藥、其說雖妄、其方乃是由不知造化變通之理、宜半認是而作非也、學不明而欲為醫難矣哉、

關大便澀滯也、由火盛制金、不能平木、肝木生風、風能勝濕、熱能耗液故也、

身熱惡寒、邪熱在表而反惡寒也、故仲景治傷寒之法、以麻黃湯汗之、或曰、寒在皮膚、則熱在骨髓、熱在皮膚、則寒在骨髓、此說非也、寒則腠理閉密、陽氣怫鬱而成熱也

戰慄、謂火熱過極、反兼水化制之、故戰慄而動搖也、傷寒日深、大汗將出、必先戰慄、熱極故也、人恐懼

而戰慄者、恐則傷腎水衰故也、戰動搖也慄寒吟也皆火之象也

驚心卒動而不寧也、火主於動心火熱甚故驚也

惑疑惑而志不一也、惑々亂也火實則水衰失志而惑亂也志者腎水之神

悲謂心火熱盛則凌肺金金不受制故發悲哭也悲哭而涕淚俱出者如火熱煉金反化為水也是以肝熱甚則出泣心熱甚則出汗脾熱甚則出涎肺熱甚則出涕腎熱甚則出唾循夏熱太盛則林木流津也、悲者肺金所主也

笑心火熱盛喜志發也或以輕手擾人脇肋胭腋令痒而笑者擾亂動撓火之化也、

譫多言也、心熱神亂、則語言妄出也、言爲心聲、心熱、多言

妄往妄也、心熱神昏、則目有所見也、心昏悶故外者明而內濁[illegible] 而志不精一見聞虛妄而自妄 失常[illegible]也

衄衊血汗、謂鼻出紫黑血也、心火熱極則血有餘、熱上甚則為血溢汗衄

濕類、

諸痙強直積飲痞隔中滿吐下霍亂體重胕腫肉如泥按之不起皆屬於濕、太陰濕土、乃脾胃之氣也、

痙痓也、強直謂強項也、太陽經中濕則令人項強有汗者、曰陰痙、仲景所謂柔痓是也、無汗者、曰陽痙、

仲景所謂剛痓是也、

積飲謂留飲也、

痞否也、謂氣不升降也、如否卦、陽在上、陰在下、則天
地閉塞矣、
隔阻滯也、腸胃濕甚、則傳化失常也、
中滿土位中失、濕則令人中焦滿也、湿為積飲痞隔而滿也
吐下霍亂謂腸胃濕飲相無故也、
體重清陽為天、濁陰為地、濕土為病、體重宜也、
胕腫濕勝於下也、
肉如泥按之不起濕勝於身也、土過濕而為泥是以不起
火類、
諸熱瞀瘛、暴瘖、冒昧、躁擾、狂越、罵詈、驚駭、胕腫、疼酸

氣逆衝上、禁慄如喪神守、嚏嘔瘡瘍、喉痺、耳鳴及聾、嘔涌溢食不下、目昧不明、暴注、瞤瘛、暴病暴死、皆屬於火（少陽相火乃心包絡三焦之氣也、）

瞀、昏也、君火化同、（心火熱甚則神濁昧而瞀悶也）

瘛、熱令肌肉跳動也、

暴瘖、卒瘂也、心火熱盛上剋肺金、不能發聲也、（經曰內奪瘖俳此[illegible]）

目昧、昏憒也、（氣熱神濁火之體也）

躁擾、謂熱盛於外、手足不寧也、（熱甚於外則肢體躁擾熱甚於內則神志躁動反覆顛狂懊憹煩心而不得眠也）

狂越、謂乖越禮法而失常也、經曰、登高而歌、棄衣而走、罵詈不避親疎、熱極故也、

罵詈言之惡也水數一道近而善火數二道遠而惡

心火熱極則發惡言也、

驚駭君火化同

胕腫熱勝於內也而陽氣鬱滯故也

疼酸酸疼者由火盛制金不能平木故也

氣逆衝上火氣炎上也

禁慄如喪神守慄戰慄也禁禁冷也如喪神守火極而

似水化也

嚏鼻中因痒而氣噴作于聲也

嘔瘡瘍君火化同

喉痺熱客上焦而咽嗌腫也

耳鳴熱衝聽戶耳中作聲也

聾水衰火盛氣道閉塞耳不聞聲也微則可治久則難通

嘔涌溢食不下胃膈熱盛火氣炎上之象也

目昧不明五臟熱極則目昏不能視物也

暴注卒瀉君火化同

瞤瘛惕跳而肉動也

暴病暴死火性疾速故也由其平日飲食衣服性情好惡不循其宜而失其常久則氣變興衰而為病

也盖因肾水衰虚心火暴盛本不能制之热气怫郁心神昏冒则筋骨不用卒倒而无所知也若热甚至极则死微则发过如故俗云暗风若气血郁结不得宣通郁极乃发若一侧得通利否者痹而瘫痪也

燥类

诸涩枯涸乾劲皴揭皆属于燥（阳明燥金乃肺与大肠之气也）

涩遍身涩滞不滑泽也

枯不荣生也

涸不通流也

乾不滋潤也

勁不柔和也

皴揭皮膚開裂也皆血液病爾

寒類

諸病上下所出水液澄徹清冷癥瘕㿗疝堅痞腹滿急痛下痢清白食已不飢吐利腥穢屈伸不便厥逆禁固皆屬於寒（足太陽寒水乃腎與膀胱之氣也）

上下所出水液澄徹清冷如天氣寒則水自然澄清也

癥氣聚之積或聚或散無有常處也

瘕血結之塊蓋由女子月水沉滯久而成瘕也經曰

小腸移熱於大腸為虙瘕為沉然則血瘕亦有熱

者也當以標本明之

癩疝足厥陰經受寒則陰腫也

堅痞腹滿急痛如水寒則氷堅硬如地也

下利清白水寒則清淨明白也

食已不飢胃熱能消穀寒則不能消穀食雖已而亦

不飢也

吐利腥穢寒水甚而制火不能平金肺金自盛故水

腥也

屈伸不便厥逆禁固謂手足踡攣而冷也

理傷寒第六

夫寒者天地殺厲之氣也秋之霧露冬之霜雪皆寒邪也是以辛苦之徒起居不由乎節飲食不順乎時感其霧露之氣則其邪淺感其霜雪之氣則其邪深感而即病名曰傷寒不即病者寒邪藏於肌肉之間伏於榮衛之内至春因温煖之氣而發者名曰温病至夏因暑熱之氣而作者名曰熱病傷寒也温病也熱病也一理而已若乃疫癘之疾稍有不同者蓋因春應温而反凉夏應熱而反冷

秋應凉而反熱冬應寒而反温四時不正之氣也感其春夏不正之邪則為温疫感其秋冬不正之邪則為寒疫然其經絡傳受表裏受證與傷寒同也俗云時氣病爾經總之曰傷寒所以謂之大病者害人最速也軒岐以下得其治法之祕者惟仲景一人而已厥後守真先生不遵其桂枝麻黃發表之藥自制雙解通聖辛凉之劑非不同也時有異也彼一時也柰五運六氣有所更世態居民有所變天以常靜人以常動動則屬陽靜則屬陰清平之世同水化也雖有辛熱之藥不生他證擾攘

之世同火化也若用辛熱之藥則發黃出斑變壞之病作矣盖人内火既動外火又侵所以辛熱發汗不如辛温辛温發汗不如辛凉之藥發汗一劑而立雪以辛熱之藥發汗輕者必危重者必死可不謹哉

六經傳受

傷寒一日足太陽膀胱經受證故頭項痛腰脊强二日足陽明胃之經受證故身熱目疼鼻乾不得臥三日足少陽膽之經受證故胷脇痛而耳聾四日足大陰脾之經受證故腹滿而嗌乾五日足少

陰腎之經受證故口燥舌乾而渴六日足厥陰肝之經受證故舌卷而耳聾囊縮至七日足太陽病衰頭痛少愈八日陽明病衰身熱少愈九日少陽病衰耳聾微聞十日太陰病衰腹減如故則思飲食十一日少陰病衰渴止腹不滿舌乾已而嚏十二日厥陰病衰囊縱少腹微下大邪皆去病漸日矣此傳經之定序也亦有太陽經至了不傳者當以脉證別之或曰傷寒只傳足經不傳手經何也曰傷寒之邪多干足經而其病甚少干手經而其病微故不特言手經但寄於足經而已三日以前

在表法當汗之三日以後在裏法當下之亦有二三日便有裏證而當下之者亦有七八日尚有表證而當汗之者豈可拘以日數哉是以聖人書不盡言言不盡意說其大槩此之謂也其有兩感於寒者必不免於死謂表裏相傳也一日太陽與少陰俱病頭痛口乾煩滿而渴二日陽明與太陰俱病身熱腹滿不欲食譫語三日少陽與厥陰俱病耳聾囊縮而厥水漿不入不知人而死矣調理之法當分表裏治之

汗氣傳染

養生至寶書云近穢氣觸真氣近死氣亂生氣深有旨哉孫真人云乘馬遠行至暮當以沐浴更衣方可近於嬰兒處所若感其氣則為急驚風搐又曰步踐糞穢之履勿使近於嬰兒若感其氣則為天弔傷寒大汗將出當以艾灸席隅以辟其氣不然感其汗氣則傳染矣所以多染侍奉勞役之人者由其神虛氣怯易為撓亂故也如剥死馬者感其毒氣而為馬氣之疾其理同焉

內外傷辯

外有風寒暑濕內有饑飽勞逸或曰勞役非也勞

倦也逸者閑逸也西山記曰久勞則安閑以保極力之處久逸則導引以行積滯之氣

表裏證

病在身體四肢為表證發熱惡寒頭痛是也病在胷腹之内為裏證譫語煩渴腹滿是也病在脇肋之間為半表半裏證胷脇痛而耳聾是也

主療心法

傷寒表證當汗而不可下裏證當下而不可汗半在表半在裏則當和解不可發汗吐下在上則湧之在下則泄之傷寒表實無汗頭項痛腰脊强身

熱惡寒肩背拘急手足指末微厥脈浮緊而濇當以清解散加天水散汗之傷風表虛自汗頭項强痛肢節煩疼鼻鳴乾嘔惡風手足温脈浮緩當以通解散或天水散解之或表虛或表實但口乾煩渴者悉宜雙解散汗之汗後餘熱不解以凉膈散退之或日深或日淺但有表證而脈沉數者先以天水連翹飲子清之待脈浮而裡熱減然後以雙解散汗之傷寒表不解脈浮小便不利微熱口乾以五苓散分之表熱多裡熱少益元一凉膈半和解之裡熱多表熱少凉膈一益元半調之若表裏

俱熱頭痛口乾自汗不止者白虎湯治之或半在表半在裡往來寒熱口苦舌乾耳聾乾嘔脅痞痛小柴胡湯和解之或膈熱嘔吐不止者半夏橘皮湯治之或飲水不止以成濕熱大便洩瀉小便赤澀腹滿急痛頭痛口乾者桂苓甘露飲主之或濕熱內餘而成下痢頻併少腹而痛者黄連解毒湯治之傷寒日深表裡熱勢極甚心下急鬱微煩或發熱汗出不解心下痞硬嘔吐下痢或陽明病多汗或太陰腹滿實痛或少陰下痢清水心下痛而口乾或無表裡證但發熱七八日脉須浮數宜

雙除表裡之熱大柴胡湯微下之或加小承氣湯尤妙傷寒日深裡熱極甚日晡潮熱譫言妄語發狂腹滿實痛法當大承氣湯下之或用三一承氣湯尤良舌黑者十死一生此調理傷寒之正法也世之庸醫不知標本不明經絡當汗而返下之當下而返汗之所以損人生命不為少矣吁人之死者豈皆命耶亦由庸醫誤殺之也若傷寒表證實具誤以大承氣下之太早使表熱裡寒下利清穀不化者當急救裡白朮調中湯止之待利止裏和隨其表證之虛實而治之也誤以巴豆丸藥下之

使表熱裏虛協熱下利者當以五苓散治之若不下利表熱乘虛入裏結於心下脈浮滿而痛者名曰小結胸當以小陷胸湯治之從心下至小腹堅滿硬痛脈沉緊數日晡潮熱不可按者名曰太結胸當以大陷胸湯下之脈浮者不可下下之則死當以小柴胡湯加小陷胸湯解之傷寒半表裏之證誤以大承氣湯下之大早表熱乘虛入裏結於心下滿而不痛者名曰痞氣或下利而小便不通或嘔噦而心煩不止當以生薑湯調五苓散連進四五服即愈或不愈者必作實熱關脈沉數譫妄

者當以大黃黃連瀉心湯治之或飲水過多水停心下小便不利濕熱内作其人頭汗出身無汗除頸而還小便不利渴飲水漿者身目發黄也大黄者茵蔯湯調五苓散以分其小便已黄者當以茵蔯蒿湯下之當下如爛魚腸肝及膠膘等物小便多出金汁即愈也或發黄而無發斑者茵蔯蒿湯加大承氣湯下之或發黄而無結胃者茵蔯蒿湯加大陷胸湯下之或小腹脹滿而痛小便自利大便黑色者有瘀血而發黄也當以茵蔯蒿湯加桃仁承氣湯下之或傷寒日深失下以致蓄熱在裏

陽厥極深表有班疹身痛不可忍手足清冷目赤口乾譫語呻吟脉微不見此乃陰耗陽竭之證也下之即死不下亦死醫者到此殺人活人一彈指間按法當以凉膈散加黃連解毒大作劑料養陰退陽待心胷復煖脉氣漸生然後以三一承氣湯下之下後熱未愈凉膈散調之朱奉議編南陽活人書不識此證乃曰火極似水陽極似陰而妄以為陰毒冷病誤用真武湯附子之藥死人不為少矣傷寒日深大汗將出先發戰者由水升火降氣和而愈也戰而有汗者津液不衰也戰而無汗者

津液已衰也傷寒瘥後當節飲食慎起居若梳頭

洗面憂思恚怒其熱復來謂之勞復當以雙解散

清之若飲食太多其熱復作謂之食復當以小承

氣湯下之若食羊肉者難治

演治法第七

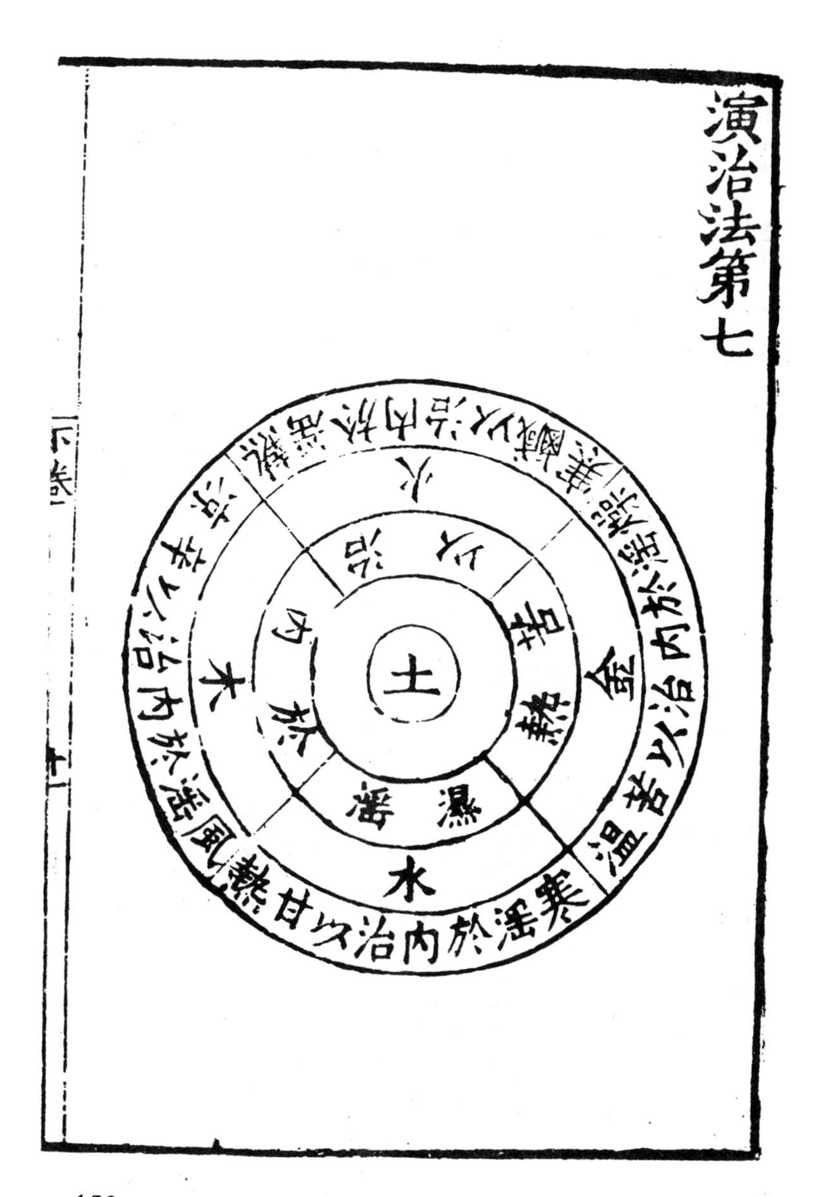

論標本

夫標本之道要而博小而大可以言一而知百病之害言標與本易而勿損察本與標氣可令調又曰知本知標萬舉萬當不知標本是謂妄行蓋六氣為本三陰三陽為標又曰為病之氣為本受病之經絡臟腑為標又曰先病為本後病為標急則治其標緩則治其本或本而標之或標而本之故曰知其要者一言而終不知其要流散無窮

七方

大小緩急奇偶複

大方之說有二病有無證而邪不專宜君一臣三佐九之大方病在腎肝之下而遠者宜分兩多而頓服之

小方之說有二病 無無證而邪氣專宜君一臣二之小方病在肺之上而近者宜分兩少而頻服之

緩方之說有五有甘以緩之之緩方如糖蜜棗葵甘草之屬取其甜能戀膈也有丸以緩之之緩方蓋丸之比湯散氣力宜行遲故也有無毒治病之緩方蓋性無毒則功自緩矣有品件群衆之緩方如萬病丸七八十味更相拘制各不得騁其性也有

補上治上之緩方補上治上制之以緩故曰治心肺之病不厭頻而少

急方之説有五有急病急攻之急方如中風牙關緊急漿粥不入用急風散之屬是也有藥性急烈之急方如溲便閉塞借備急丹以攻之是也有湯散蕩滌之急方湯散之比丸下咽易散故也有藥性有毒之急方蓋有毒之藥能上涌下泄可以奪病之大勢也有補下治下之急方蓋補下治下制之以急故曰治腎肝之病不厭頻而多

奇方之説有二有古之單方之奇方獨用一物是也

有數合陽數之奇方一三五七九皆陽數也故奇

方宜下不宜汗

偶方之說有二有古之複方之偶方兩物相配是也

有數合陰數之偶方二四六八十皆陰數也故偶

方宜汗不宜下

複方之說有一有二方三方之複方如調胃承氣湯

加連翹黃芩梔子薄荷為凉膈散再加防風荆芥

石膏滑石桔梗川芎麻黃當歸芍藥白朮為通聖

散有分兩均齊病複方如胃風湯各等分是也

十劑

宣通補瀉輕重滑澁燥濕

宣鬱而不散為壅必宣劑以散之生姜橘皮之屬是也又曰以君召臣曰宣宣則湧劑如瓜蒂散亦宣劑也

通留而不行為滯必通劑以行之防巳木通之屬是也又曰溲便淋閟宜用八正散以通之亦通劑也

通為輕而瀉為重也

補不足為弱必補劑以扶之黃耆羊肉之屬是也又曰陽虛則補以乾姜附子陰虛則補以大黃硝石亦補劑也

瀉有餘為塞必瀉劑以逐之如大黄巴豆之屬是也
又曰甘遂牽牛亦瀉劑也
輕實則為壅必輕劑以揚之麻黄葛根之屬是也又
曰如嚏藥解表亦輕劑也
重怯則氣浮必重劑以鎮之如磁石鐵粉之屬是也
又曰如癎涎疾宜代赭石以縋之亦重劑也
滑澀則氣著必滑劑以利之如冬葵榆皮之屬是也
又曰大便結燥治以桃仁郁李小便淋澀治以車
前滑石亦滑劑也
澀滑則氣脫必澀劑以救之如龍骨牡礪之屬是也

又曰如寢汗不止澀以麻黄根防巳滑泄不止澀以枯白礬罌粟殼如喘嗽上奔以虀汁烏梅煎寧肺散亦澀劑也

燥濕氣淫勝必燥劑以除之如桑白皮赤小豆之屬是也又曰如乾姜官桂能治積寒久冷如蒼术白术陳皮木香皆能除濕如黄連黄栢黄芩山梔子味苦屬火苦能燥濕亦燥劑也

濕津耗為枯必濕劑以潤之如紫石英之屬是也又曰硝味鹹寒本屬真陰之水誠濡枯之上藥亦濕劑也

中風

夫中風者百病之長也善行而數變脉訣云熱極生風深有理焉蓋因以火為本以風為標心火暴甚腎水必衰肺金既摧肝木自旺所中風者非由外傷於風耳由平日飲食起居性情好惡不修其宜而失常久則氣變興衰以使陽盛陰虛而為病也中府者多着四肢使人手足癱瘓不能運動也中藏者多滯九竅使人口眼喎斜舌蹇不語大小便不通也治法先以降心火為主或清心湯或瀉心湯大作劑料服之心火降則肝木自平矣次以

防風通聖散汗之或大便閉塞者三化湯下之内邪已除外邪已盡當以羌活愈風湯常服之宣其氣血導其經絡病自已矣或舌蹇不語者轉舌膏或活命金丹以治之此聖人心法也或有中風便牙關緊急漿粥不入急以三一承氣湯灌於鼻中待藥下則口自開矣然後按法治之世之庸醫不明素問之理皆作氣不順之病但服八味順氣散百萬人中曾有一二人愈者耶可不謹哉

風癇

夫癇之為病角弓反張手足搐搦口吐涎沫俗云

猪圈風也亦因火盛金衰木旺生風外由驚邪入内以致之經曰風盛則動正謂此也治法當先以瓜蒂散吐之頑涎既盡次以三一承氣湯下之清心湯利之通聖散服之後以如神丸鎮之病自愈矣

風寒濕痺

夫痺之為狀麻木不能屈伸或腫或痛皆由當風取涼寢處卑濕感其風寒濕三氣之邪入於肌肉麻者風也痛者寒也腫者濕也治法先以禹攻散或三花神佑丸下之次以如意通聖散汗之後以獨活

寄生湯服之及延壽丹竊之此萬舉萬全之法也俗醫呼為寒濕風氣驟用烏頭附子等藥差之遠矣

霍亂吐瀉

夫吐瀉既作揮霍之必撩亂矣為病之源有三循書生鼎足題也吐者暍也心火炎上之疾也瀉者濕也濕土注下之疾也轉筋者風也木火撓亂之疾也斯由七月之間濕熱大作風凉乘之入於脾胃三氣俱作所以上吐下瀉而轉筋也偉哉王冰之言曰霍亂吐瀉脾熱所主可以為古式也俗醫

不明素問妄以為傷冷之疾而用乾姜官桂燥熱之藥可謂投賊以刃矣治法當用生姜細切漬以新汲井水調益元散頓服之吐瀉即止矣大渴者桂苓甘露飲治之如遇無藥之處可掘一坎深半尺貯以井水以手攪之使泥水混濁良久泥下水清取以飲之亦能愈矣

外傷

夫邪從外至傷於皮膚榮衛之間名曰外傷風感冒風寒是也外傷之候有二傷於寒者榮血受之使頭項痛肢節煩疼鼻鳴乾嘔也治法當以通聖

散煎二度各一碗先以第二煎者頓服之、以鷄翎採於喉中、盡吐前藥腠理開發再以第一煎者服之汗隨而出風寒解也

内傷

夫内傷之候皆由飲食失節起居不時饑飽勞逸内傷元氣其人四肢不舉百骨酸疼口淡無味體困無力、頭眩有時作有時止手心熱手背不熱與感冒風寒之病大同而小異治法當以補中益氣湯連進一二服即愈矣此濟生拔粹之秘法也

瘧

夫瘧酷之瘧害人非輕經曰夏傷於暑秋必病瘧蓋因暑毒伏於榮衛之間而不發因遇秋氣凄滄之水寒瘧疾因而成矣或傷於暑而後傷於風則先熱而後寒或先傷於風而後傷於暑則先寒而後熱邪氣淺者連日作邪氣深者間日作治法輕者先以大柴胡湯三一承氣湯下之後以柴胡飲子白虎湯頓服之立解重者先以三花神祐丸或大承氣湯下後以天水五苓散分之如不愈者當以常山散吐之但禁魚犬猪羊半月則愈矣

痢

夫痢濕熱疾也世俗以赤為熱以白為寒巳明辯矣治法如腹痛不巳裏急後重數至圊而不能便腸垢積滞當以三一承氣湯或玄清丸下之次以黄連解毒湯加當歸白芍藥服之後多服芍藥栢皮丸如小便赤澀者黄連解毒湯加五苓散以滲洩之間服玄清丸此活人良法也

三消

夫三消之病消渴消中消腎皆火也入水之物無物不潤入火之物無物不消盖消渴之疾將飲水至斗亦不能止其渴相火燥其膈膜此膈消也治

法調之而不下固無以殺炎上之勢下之而不調亦無以沃膈膜之乾下之當以三一承氣湯調之當以涼膈散加桂苓甘露飲大作劑料服之間用生地黃生藕擣汁服之又當慎起居戒淫慾消渴之疾不足憂矣相火燥其肺臟者此肺消也飲一溲二者必死消中之疾多食而反瘦亦多渴而飲水相火燥其胃土也治法當以三一承氣湯節次下之五七次後用涼膈散白虎湯桂苓甘露飲三藥合為一服服之必愈矣腎消者相火燥其腎臟者也經曰思想無窮所願不得意淫於外縱欲太

甚白滛因溲而下或夢寐遺脫治法宜珍珠粉丸或封髓還元丹服之必愈矣此不傳之秘妙也

五泄

夫泄瀉之疾其源有五以一氣為主諸氣乘之而成也胃泄者飲食不化色黃風乘濕之泄也治法當用胃風湯即止脾泄者腹脹滿泄注食即嘔吐逆此暑乘濕之泄也治法當用香薷湯對桂苓甘露飲大加生姜治之大腸泄者食已窘迫大便色白腸鳴切痛此燥乘濕之泄也治法當用天水五苓散分之小腸泄者溲而便膿血小腹痛此火乘

濕之泄也治法當以玄青丸下之次以黃連解毒湯加當歸白芍藥治之後以芍藥栢皮丸止之大瘕泄者裏急後重頻至圊而不能便莖中痛此寒乘濕而變為熱泄也治法當以八正散加木香檳榔通之次以天水散頻服之此治五泄之法也

二陽

經曰二陽之病發於心脾有不得隱曲女子不月蓋二陽者謂足陽明胃之經手陽明大腸經腸胃積熱久而不散心受之則血不流故女子不月脾受之則味不化故男子少精其病面色痿黄肌膚

瘦削骨蒸潮熱或往來寒熱咳嗽喘滿痰盛有血
飲食乍進而乍退精神或增而或減此火多水少
陽盛陰虛之病也治法降心火益腎水先以凉膈
散加當歸桔梗徐徐呷之次以柴胡飲子或防風
當歸飲子服之血不流者宜琥珀散以通之精不
足者宜梁肉以補之後世俗醫見此為勞證名既
謬而法亦乖矣

欬嗽

夫欬嗽之疾一也或曰欬者有聲而無痰嗽者有
痰而無聲又曰欬為陽嗽為陰皆無考據欬嗽非

獨寒也六氣皆能為嗽焉風嗽者頭目眩暈痰涎不利宜通聖散汗之搜風丸以清之火嗽者口燥舌乾喘逆唾血宜凉膈散加當歸桔梗以治之大金花丸以解之暑嗽者面赤手冷頭有自汗宜白虎湯以除之濕嗽者面腫上喘宜大橘皮湯以止之甚者三花神祐丸下之燥嗽者往來寒熱涕唾稠粘宜柴胡飲子以治之寒嗽者手足厥逆宜寧肺散以收之彼謬醫不分六氣執以為寒驟用枯白礬罌粟殼雖老亦無悟矣

膈食

經曰三陽結謂之膈蓋足太陽膀胱經水道不行手太陽小腸經津液枯涸足陽明胃之經燥糞結聚所以飲食拒而不入縱入太倉還出喉嚨人之腸胃一日一便乃常度也今膈食之人五七日不便陳物不去新物不納俗醫強分為五膈十噎支派既多併喪其實標本不明是以火裏煨姜湯中煮桂楜椒末已華撥繼之丁香末已荳蔻繼之雖曰和胃胃本不虛雖曰溫脾脾本不寒此其所以膈食之病曠日彌年而不愈也治法當用三一承氣湯節次微下之後用芝麻飲啜之陳莝去而腸

胃潔癥瘕盡而榮衛昌飲食自進矣

留飲

夫留飲之疾蓄水也或因夏月飲水過多逆而不散或因暴怒未息而飲水或因憂患未決而飲水或因遠來困倦而飲水皆能成留飲之病也使人面腫目浮支脇中滿痰涎不利治法當以三花神祐丸或牽牛與木香減半或為末或為丸下之則愈矣

七疝

夫疝乃厥陰肝之經腎與膀胱之部分也水疝者

因冬月涉水其狀囊腫痛癢搔之則黃水出治法宜禹攻散或三花神祐丸下之寒疝者因觸冒風雪坐臥磚石其囊腫堅硬如石大痛治法宜禹攻散或三花神祐丸下之血疝者因肝腎積熱其狀臍之兩傍腫痛俗云便毒治法當以當歸王燭散下之筋疝者因淫慾大過其狀陰莖潰痛或血或膿俗云下疳瘡治法先以瀉心湯下之後以黃連輕粉為末傳之惟有狐疝之病俗云奔豚氣瘀疝之病俗云下部病氣疝之病俗云偏墜最難治也

辯藥性第八

薄為陽中之陰　發泄

氣

厚為陽中之陽　發熱

薄為陰中之陽　通利

味

厚為陰中之陰　泄瀉

六陳

狼毒　茱萸　枳實　麻黄

橘皮　半夏

十八反

甘草反
大戟　芫花　甘遂　海藻
烏頭反
半夏　瓜蔞　貝母　白斂
白芨
藜蘆反
細辛　芍藥　丹參　沙參
苦參　玄參

君臣佐使

上品無毒之藥爲君中品小毒之藥爲臣下品大

毒之藥為佐使此本草論藥之性體也主病者為之君攝君者謂之臣應臣者謂之佐使此内經論藥之能用也如治諸熱則以黄連黄芩為君治諸寒則以乾姜附子為君治表實則以麻黄柴胡為君治表虚則以升麻葛根為君治裏實則以大黄芒硝為君治裏虚則以甘草芍藥為君君藥分兩最多臣藥次之佐使藥又次之不可令臣過於君君臣有序相與宣攝可以禦邪除病矣

東垣諸品藥性

羗活味苦甘平氣微温無毒升也陰中陽也其用

有五散肌表八風之邪利周身百節之痛排

巨陽肉腐之疽除新舊風濕之證乃手足太

陽表裏引經藥也

升麻味苦平氣微寒無毒升也陰中之陽也其用

有四引葱白散手陽明之風邪引石膏止足

陽明之齒痛引諸藥遊行四經升陽氣於至

陰之下因名之曰升麻

柴胡味苦平氣微寒無毒升也陰中之陽也其用

有四左右兩傍脇下痛日晡潮熱往來生在

藏調經內主血在肌主氣上行經手足小陽

表裏四經藥也

白芷味辛氣温無毒升也陽也其用有四去頭面皮膚之風除皮膚燥癢之痺止足陽明頭痛之邪為手太陰引經之劑

防風味甘辛氣温無毒升也陽也其用有二以氣味能瀉肺金以體用通療諸風

當歸味甘辛氣温無毒可升可降陽也其用有四頭止血而上行身養血而中守稍破血而下流全活血而不走

獨活味苦甘平氣微温無毒升也陰中之陽也其

用有三諸風掉眩頸項難伸風寒濕痺兩足不用及為足少陰之引經藥也

木香味苦辛氣微温無毒降也陰也其用有二調諸氣不可無泄肺氣不可闕

檳榔味苦辛氣温無毒降也陰也其用有二墜諸藥性若鐵石治後重驗如奔馬

吴茱萸味苦辛性熱有小毒可升可降陽也其用有四咽嗌寒氣噎塞而不通胷中冷氣閉塞而不利脾胃停冷腹痛而不任心氣刺疼成陣而不止

藿香葉味甘性温無毒可升可降陽也其用有二
開胃口能進飲食止霍亂仍除嘔逆
川芎味辛性温無毒升也陽也其用有二上行頭
角助清陽之氣止痛下行血海養新生之血
調經
黄連味苦性寒無毒沉也陰也其用有四瀉心火
消心下痞滿之壯主腸澼除腸中混雜之紅
治目疾暴發宜用療瘡瘍首尾俱同
黄芩味苦平性寒無毒可升可降陰也其用有四
中枯而飄者瀉肺火消痰利氣細實而堅者

瀉大腸火養陰退陽中枯而飄者除風濕留
熱於肌表細實而堅者滋化源退熱於膀胱
大黃味苦性寒無毒其性沉而不浮其用走而不
守奪土欝而無壅滯定禍亂而致太平名曰
將軍
黄蘗味苦性寒無毒沉也陰也其用有五瀉下焦
隱伏之龍火安上出虚噦之蚘蟲臍下痛單
製而能除腎不足生用而能補痿厥除濕藥
中不可闕
玄明粉味辛甘酸性微温無毒沉也陰也其用有

二去胃中之實熱蕩腸中之宿垢其妙不可
盡述大抵用此而代盆硝也

白术味甘性温無毒可升可降陽也其用有四利
水道有除濕之功强脾胃有進食之效佐黄
芩有安胎之能君枳實有消痞之妙

人参味甘性温無毒升也陽也其用有三止渴生
津液和中益元氣肺寒則可服肺熱還傷肺

黄耆味甘性温無毒升也陽也其用有四温分肉
而實腠理益元氣而補三焦内托陰證之瘡
瘍外固表虚之盗汗

甘草味甘平無毒生之則寒炙之則温生則分身稍而瀉火炙則健脾胃而和中解百毒而有效協諸藥而無爭以其甘能緩急故有國老之稱

半夏味辛平生寒熟温有毒降也陽也其用有四除濕化痰涎大和脾胃氣痰厥及頭疼非此莫能治

陳皮味辛苦性温無毒可升可降陽中之陰也其用有二留白者補胃和中去白者消痰泄氣

青皮味苦性寒無毒沉也陰也其用有四破滯氣

愈低而愈效削堅積愈下而愈良引諸藥至
厥陰之分下飲食入太陰之倉
枳殼味苦酸性微寒無毒沉也陰也其用有四消
心下痞塞之痰泄腹中滯塞之氣推胃中隔
宿之食削腹內連年之積
枳實味苦酸性微寒無毒沉也陰也其用有四消
胷中之虛痞逐心下之停水化日久之稠痰
削年深之堅積
桔梗味苦辛性微溫有小毒升也陰中之陽也其
用有四止咽痛兼除鼻塞利膈氣仍治肺癰

一為諸藥之舟楫一為肺部之引經

知母味苦性寒無毒沉也陰中之陰也其用有四
瀉無根之腎火療有汗之骨蒸止虛勞之陽
勝滋化源之陰生

藁本味苦辛性微温無毒升也陰中之陽也其用
有二大寒氣客於巨陽之經苦頭痛流於巔
頂之上非此味不除

生地黄味甘苦性寒無毒沉也陰也其用有四凉
心火之血熱瀉脾土之濕熱止鼻中之衄熱
除五心之煩熱

熟地黃味甘苦性温無毒沉也陰也其用有四活
血氣封填骨髓滋腎水補益真陰傷寒後脛
股最痛新產後臍腹難禁

五味子味酸性温無毒降也陰也其用有四滋腎
經不足之水收肺氣耗散之金除煩熱生津
止渴補虛勞益氣强陰

川烏味辛性熱有毒浮也陽中之陽也其用有二
散諸風之寒邪破諸積之冷痛

白芍藥味酸平性寒有小毒可升可降陰也其用
有四扶陽氣大除腹痛收陰氣陡健脾經墮

其胎能逐其血損其肝能緩其中

白茯苓味甘淡性溫無毒降也陽中之陰也其用

有六利竅而除濕益氣而和中小便多而能

止大便結而能通心驚悸而能保津液少而

能生白者入壬癸赤者入丙下

澤瀉味甘鹹性寒無毒降也陽中之陰也其用有

四去胞垢而生新水退陰汗而止虛煩主小

便淋澀仙藥療水病濕腫靈丹

薄荷葉味辛性凉無毒升也陽也其用有二清利

六陽之會首袪除諸熱之風邪

麻黄味苦甘性温无毒升也阴中之阳也其用有二其形中空散寒邪而发表其节中闭止盗汗而固虚

厚朴味苦辛性温无毒可升可降阴中之阳也其用有二苦能下气去实满而消痰泄胀温能益气除湿满而散结调中

杏仁味苦甘性温有毒可升可降阴中之阳也其用有二利胷中气逆而喘促润大肠气秘而难便

巴豆味辛性热有大毒浮也阳中之阳也其用有

二削堅積蕩藏腑之沉寒通閉塞利水穀之道路斬關奪門之將不可輕用

黑附子味辛性熱有大毒浮也陽中之陽也其性浮而不沉其用走而不息除六腑之沉寒補三陽之厥逆

蒼朮氣味主治與白朮同補中除濕力不及白寬中發汗功過於白

秦艽味苦辛平性微溫無毒可升可降陰中之陽也其用有二除四肢風濕若懈療遍體黃疸如金

白殭蠶味鹹辛平性微温無毒升也陰中之陰也

其用有二去皮膚風動如虫行主面部鼾生如漆點

白荳蔻味辛性温無毒升也陽也其用有四破肺中滯氣退目中雲氣散胷中冷氣補上焦元氣

地榆味苦甘酸性微寒無毒沉也陰也其用有二

主下部積熱之血痢止下焦不禁之月經

連翹味苦平性微寒無毒升也陰也其用有二瀉諸經之客熱散諸腫之瘡瘍

阿膠味甘平性微温無毒降也陽也其用有四保
肺益金之氣止嗽蠲咳之膿補虛安妊之胎
治痿强骨之力

桃仁味苦甘平性寒無毒降也陰也其用有二潤
大腸血秘之便難破大腸久蓄之血結

生薑味辛性温無毒升也陽也其用有四製半夏
有解毒之功佐大棗有厚腸之益温經散表
邪之風益氣止翻胃之噦

石膏味辛甘性大寒無毒沉也陰也其用有二制
火邪清肺氣仲景有白虎之名除胃熱奪其

食易老云大寒之劑

桂味辛性熱有毒浮也陽中之陽也氣之薄者桂枝也氣之厚者肉桂也氣薄則發泄桂枝上行而發表氣厚則發熱肉桂下行而補腎此天地親上親下之道也

細辛味辛性温無毒升也陽也其用有二止少陰合病之首痛散三陽數變之風邪

梔子味苦性大寒無毒沉也陰也其用有三療心中懊憹顛倒而不得眠治臍下血滯小便而不得利易老云輕飄而象肺色赤而象火又

能瀉肺中之火

葛根味甘平性寒無毒可升可降陽中之陰也其用有四發傷寒之表邪止胃虛之消渴解中酒之苛毒治往來之温瘧

瓜蔞根味苦性寒無毒沉也陰也其用有二止渴退煩熱補虛通月經

猪苓味淡甘平性温無毒降也陽中之陰也其用有二除濕腫體用兼備利小水氣味俱長

乾薑生則味辛炮則味苦可升可降陽也其用有二生則逐寒邪而發表炮則除胃冷而温中

草龍膽味苦性寒無毒沉也陰也其用有二退肝經之邪熱除下焦之濕腫

蘇木味甘鹹平性寒無毒可升可降陰也其用有二破瘡瘍死血非此無功除產後敗血有此立驗

杜仲味辛甘平性溫無毒降也陽也其用有二强志壯筋骨滋腎止腰疼酥炙去其絲功效如神應

天門冬味苦平性大寒無毒升也陰也其用有二保肺氣不被熱擾定喘促陡得康寧

麥門冬味甘平性寒無毒降也陽中之陰也其用有四退肺中隱伏之火生肺中不足之金止燥渴陰得其養補虛勞熱不能侵

木通味甘平性寒無毒降也陽中之陰也其用有二瀉小腸火積而不散利小便熱閉而不通瀉小腸火無他藥可比利小便閉與琥珀同功

地骨皮味苦平性寒無毒升也陰也其用有二療在表無定之風邪主傳屍有汗之骨蒸

桑白皮味甘性寒無毒可升可降陽中之陰也其

用有二益元氣不足而補虛瀉肺氣有餘而
止咳
甘菊味苦甘平性微寒無毒可升可降陰中之陽
也其用有二散八風上注之頭眩止兩目欲
脫之淚出
紅花味辛性温無毒陽也其用有四逐腹中惡血
而補血虛之虛除產後敗血而止血暈之暈
赤石脂味甘酸性温無毒降也陽中之陰也其用
有二固腸胃有收斂之能下胎衣無推蕩之
峻

通草味甘平性微寒無毒降也陽中之陰也其用有二陰竅澀而不利水腫閉而不行澀閉兩俱立驗因有通草之名

烏梅味酸平性温無毒可升可降陰也其用有二收肺氣除煩止渴主泄痢調胃和中

川椒味辛性大熱有毒浮也陽中之陽也其用有二用之於上退兩目之翳膜用之於下除六腑之沉寒

萎蕤味甘平性温無毒降也陽中之陰也其用有四風淫四末不用淚出兩目皆爛男子濕注

腰疼女子面班黑黙

秦皮味苦性寒無毒升也陽也其用有四風寒濕
合而成痺青白翳幻遮睛女子崩中帶下小
兒風熱癎驚

白頭翁味苦性温無毒可升可降陰中之陽也其
用有四傳男子陰疝偏腫治小兒頭禿羶腥
鼻衂血無此不效痢赤毒有此獲功

牡礪味鹹平性寒無毒可升可降陰也其用有四
男子夢寐遺精女子赤白崩中榮衛往來虚
熱便滑大小腸同

乾漆味辛平性温有毒降也陽中之陰也其用有
二削年深堅結之沉積破日久秘結之瘀血

南星味苦辛性温有毒可升可降陰中之陽也其
用有二墜中風不省之痰涎主破傷如屍之
身强

商陸味酸辛平性寒有毒降也陽中之陰也其味
酸辛其形類人其用療水其效如神

葶藶味苦性寒無毒沉也陰中之陰也其用有四
除遍身之浮腫逐膀胱之留熱定肺氣之喘
促療積飲之痰厥

海藻味鹹性寒無毒沉也陰中之陰也其用有二
利水道通閉結之便泄水氣消遍身之腫
竹葉味辛苦平性寒無毒可升可降陽中之陰也
其用有二除新舊風邪之煩熱止喘促氣勝
之上衝
葱白味辛性温無毒升也陽也其用有二散傷風
陽明頭痛之邪止傷寒陽明下痢之苦
天麻味辛平性温無毒降也陽也其用有四療大
人風熱頭眩治小兒風癇驚悸祛諸風麻痺
不仁主癱瘓語言不遂

大棗味甘平性温無毒降也陽也其用有二助脉
强神大和脾胃
威靈仙味苦性温無毒可升可降陰中之陽也其
用有四推腹中新舊之滯消胷中痰唾之痞
散苛癢皮膚之風利冷疼腰膝之氣
鼠黏子味辛平性微寒無毒降也陽也其用有四
主風濕癮疹盈肌退風熱咽喉不利散諸腫
瘡瘍之毒利凝滯腰膝之氣
草豆蔻味辛性温無毒浮也陽也其用有二去脾
胃積滯之寒邪止心腹新舊之疼痛

玄胡索味苦辛性温無毒可升可降陰中之陽也

其用有二活精血療產後之疾調月水生胎前之證

東垣報使

太陽　羗活　黄蘗

陽明　白芷　升麻　石膏

少陽　柴胡　青皮

太陰　白芍藥

少陰　知母

厥陰　青皮　柴胡

小腸膀胱屬太陽　藁本羌活是本方
三焦膽與肝包絡　少陽厥陰柴胡強
陽明大腸兼足胃　葛根白芷升麻當
太陰肺脉中焦起　白芷升麻葱白鄉
脾經少與肺經異　升麻芍藥白者詳
少陰心經獨活主　腎經獨活加桂良
通經用此藥為使　更有何病到膏肓

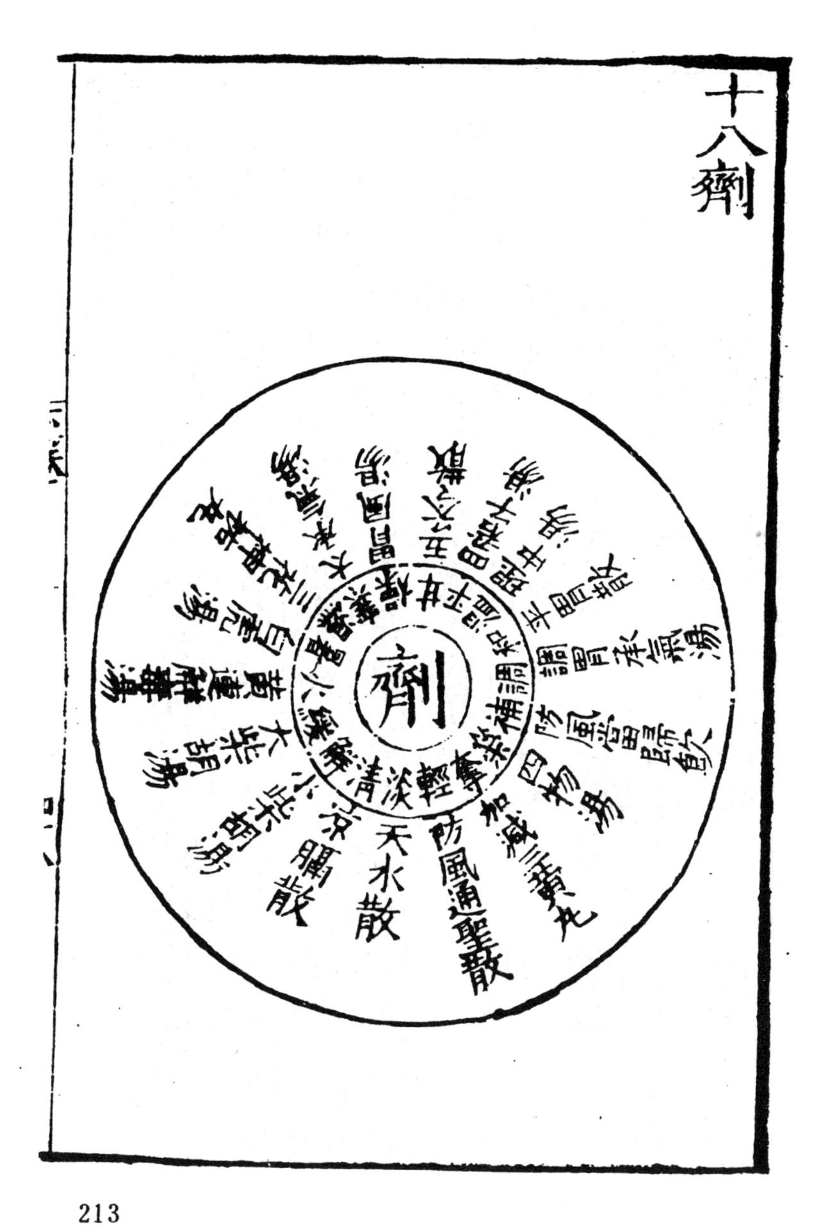
十八劑
劑
天水散
防風通聖散
大柴胡湯
小柴胡湯
黄連解毒湯
四物湯

輕劑通聖散

治風熱欝結憎寒發熱筋脉攣痺肢體焦瘦頭目昏眩耳鳴鼻塞口苦舌乾咽喉不利涕唾稠粘咳嗽上氣腸胃燥澁便血瘀血瘡瘍腫痛痃瘧不痊婦人產後血滯腹痛小兒驚風積熱并墜馬跌仆疼痛或傷寒傷風等證並皆治之

防風　芒硝　連翹　川芎

麻黃　薄荷　白芍藥　當歸

大黃各五錢　黃芩　桔梗　石膏各一兩

甘草二兩　荊芥　山梔　白朮各一錢

滑石三兩

右㕮咀每服一兩重或二兩重水二盞生姜三片同煎七分去相温服不拘時候如發散風寒加葱白三莖如治痰嗽每服加半夏少許

清劑凉膈散

治心火上盛膈熱有餘目赤頭眩口瘡唇裂鼻衄吐血欬嗽痰涎淋閟不利大小便不通或傷寒半表半裏及胃熱發斑及陰耗陽竭用以養陰退陽或汗下後餘熱不解并小兒瘡痘黑陷並皆治之

連翹兩　甘草　山梔　黄芩

大黃　薄荷各五錢　朴硝一分

右為㕮咀每服一兩水一鍾竹葉三十片同煎七分去柤入生蜜少許食後温服加黃連五錢名清心湯

暑劑白虎湯

治傷寒陽明經頭痛自汗不惡寒或中暑頭痛自汗背惡寒及小兒痘瘡夏月極熱熱生喘促宜預服之

知母一兩五錢　石膏末四兩　甘草一兩　粳米一合

右為㕮咀每服一兩水一鍾煎至七分去柤温服

不拘時候或傷寒脉浮自汗表不解每服加蒼术一撮名蒼术白虎湯

火劑解毒湯

治傷寒大熱狂躁喘滿譫語目赤及陽厥極深脉微身冷與濕熱下痢並宜服之

黄連　黄栢　黄芩　山梔各等分

右為㕮咀每服一兩水一鍾煎至七分去柤温服不拘時候或傷寒腹滿嘔逆加半夏白茯苓厚朴各少許名半夏黄連解毒湯又名既濟湯

解劑小柴胡湯

治傷寒往來寒熱胷脅痞痛口苦舌乾耳聾乾嘔或汗後餘熱不解及婦人產後潮熱並皆治之

柴胡二兩 黃芩一兩 人參五錢 甘草五錢

半夏三分

右為㕮咀每服一兩水二盞生姜三片棗二枚同煎至七分去柤溫服不拘時候

甘劑五苓散

治傷寒脉浮表不解小便不利身微熱或痞而下利或痞而淋澀及一切濕熱泄瀉霍亂並宜服之

澤瀉 猪苓 白朮 白茯苓各五錢

官桂一分

右為㕮咀每服一兩水二盞煎至七分去柤溫服

或為細末白湯調服亦可

淡劑天水散

治傷寒表裏俱熱煩渴口乾小便不通及霍亂吐

瀉下利腸澼偏主石淋及婦人產難催生下乳神

仙之妙藥也

桂府滑石膩白者六兩　粉草一兩研爛

右為極細末每服三錢白湯調下新水亦得未加

薄荷末少許名雞蘇散加青黛末少許名碧玉散

治療並同但以回避世俗之輕侮爾

緩劑大柴胡湯

治傷寒表裏俱熱甚陽明經少陰經證徵下之藥也

柴胡　大黃各一兩　枳實麩炒　半夏製

赤芍藥　黃芩各五錢

右為㕮咀每服一兩半水二盞生姜三片棗二枚煎至七分去柤温服不拘時候

寒劑大承氣湯

治傷寒裏證悉具或狂妄腹滿實痛燥糞不通急

下之劑也

大黄　芒硝各半兩　枳實　厚朴各錢半

右為㕮咀分作二服水二盞生姜五片煎至七分去柤入芒硝再煎一二沸温服不拘時候未利再服次劑

調劑調胃承氣湯

治傷寒陽明經裏熱甚譫語或協熱下利此緩下之劑也

大黄　芒硝　甘草各三錢

右為㕮咀水一鍾煎至七分去柤温服不拘時候

奪劑加減三黃丸

治積熱風熱燥熱酒毒熱癨疾熱瘡疥熱此藥推陳致新宣通氣血

大黃　黃芩各二兩　黑牽牛取頭末　滑石各四兩

黃連　川芎　薄荷各半兩

右先碾牽牛為末別碾餘藥同和勻滴水為丸或煉蜜為丸如桐子大每服三十丸温水下食後或臨臥服

濕劑三花神祐丸

治濕熱腫滿腹脹燥熱腸垢不通風熱瘡疥不

或久瘧或癥瘕或下利或疝氣並皆治之

甘遂麵裹煨水煮　芫花醋拌炒　大戟各五錢　黑牽牛取頭末

大黃各二兩

右除牽牛外別碾餘藥和匀滴水為丸每服二十丸溫水下臨臥服

補劑防風當歸飲

治心火上盛腎水下虛往來寒熱怯弱不耐飲食減少

柴胡　黃芩　人參　甘草

當歸　白芍藥　大黃各一兩　滑石二兩

右為㕮咀每服一兩水二盞生姜三片同煎七分去柤温服不拘時候

平劑四君子湯

治虛人氣弱飲食不進嬰兒弱其胃氣吐乳

人參　白术　白茯苓　甘草各半兩

右為㕮咀每服一兩水一盞半煎七分去柤温服不拘時候或為細末白湯調服亦妙加藿香扁豆尤佳

榮劑四物湯

治婦人經水不調或來多而在月前或來少而在

月後或胎前孕動不安或產後腹痛不止此婦人之仙藥也

當歸　白芍藥　川芎　熟地黃各等分

右為㕮咀每服一兩水一盞煎七分去柤食前空心溫服一曰春二曰頭痛三曰脉弦加川芎一倍一曰夏二曰腹痛三曰脉洪加白芍藥一倍一曰秋二曰血少三曰脉濇加當歸一倍一曰冬二曰少精三曰脉微加熟地黃一倍

澀劑胃風湯一名燥劑

治風寒入胃腸鳴腹痛泄瀉不止

人參　白术　白茯苓　當歸

白芍藥　川芎各等分　官桂少許

右為㕮咀每服一兩水一鍾入粟米一撮生姜三片棗二枚同煎七分去柤空心或食前温服

和劑平胃散

治飲食失節饑飽失時四肢困倦口吐酸水嘔逆惡心面黃肌瘦

蒼术二兩米泔水浸一宿　厚朴姜制　陳皮　甘草各一兩

右為㕮咀每服一兩水二鍾生姜三片棗二枚同煎七分去柤温服不拘時候

温劑理中湯

治因冷過多胃脘當心而痛泄瀉清穀

人參　白术　乾姜炮　甘草炙各等分

右為㕮咀每服一兩水一鍾煎七分去柤温服不拘時候

雙解散

治傷寒傷風或有汗或無汗表證悉具內熱口乾

通聖　天水各一半

右為㕮咀每服二兩水二大鍾生姜三片葱白三根同煎七分去柤微熱服以取其汗

補中益氣湯

治饑飽勞役四肢無力百節酸疼身熱頭痛口淡失味

黄耆　人參　甘草炙　當歸

芍藥　升麻　柴胡　橘皮

黄芩　葛根　黄栢　白术

青皮　生甘草稍各等分

右為㕮咀每服一兩半水二盞生姜三片棗二枚同煎七分去柤温服以取微汗

一承氣湯

治傷寒大承氣湯證腹滿實痛調胃承氣證譫語下利小承氣湯證内熱不便三乙承氣湯合而為一也及治中風僵仆風癇發作並皆服之此下劑也

大黃　芒硝各兩　厚朴　枳實一兩　甘草五錢

右㕮咀分作三服每服水二盞生姜三片同煎七分去柤温服不拘時候以利為度

半夏橘皮湯

治一切嘔吐不止

人參　白术　白茯苓　甘草
黄芩　半夏　厚朴　藿香葉
葛根　橘皮各等分
右為㕮咀每服一兩水一碗煎七分去柤入生姜
自然汁少許温服不拘時候
白术調中湯
治傷寒冷物過多以致隂盛陽衰上下所出水液
澄徹清冷手足厥逆心腹皆痛
澤瀉　白茯苓　白术各兩　乾姜炮
官桂　砂仁　陳皮　藿香葉

甘草各半兩

右為㕮咀每服一兩半水二盞煎七分去柤溫服不拘時候或為細末白湯調服亦可若煉蜜為丸如彈子大細嚼用白湯下名白术調中丸

香薷湯

治中暑身熱自汗頭痛惡心

香薷一兩　厚朴　白扁豆各五錢　黃連二錢五分

右為㕮咀水一鍾入酒少許同煎七分去柤冷服不拘時候

茵蔯蒿湯

治傷寒濕熱發黄身如橘皮色大小便不利

茵蔯蒿二兩 大黄五錢 山梔子二錢半

右為㕮咀作一服水二大盞煎七分去柤温服以利為度

桃仁承氣湯

治傷寒瘀血大便黑小便利小腹脹滿

大黄 芒硝 甘草各三錢 當歸尾

桃仁各三錢

右為㕮咀作一服水一鍾煎七分去柤温服以血下為度

當歸玉燭散

治婦人經水熱結不通

當歸　赤芍藥　川芎　生地黄各五錢

大黄　芒硝　甘草各二兩

右為㕮咀每服一兩半水二鍾先煎餘藥次下芒硝再煎一二沸空心熱服

木香導氣丸

治心火上盛腎水下虛氣血壅滯肢體憔悴面色痿黄胷膈痞悶婦人經候不調小兒癖疾乳癖並宜服之

木香　檳榔　青皮　廣茂

黄連各五錢　黄栢一兩半　香附二兩　大黄一兩半

枳殻一兩　黒牽牛四兩取頭末

右為細末滴水為丸如桐子大每服五十丸温水下不拘時候

柴胡飲子

治傷寒後餘熱及婦人產後蒸熱男子骨蒸潮熱並宜服之

柴胡　黄芩　人參　甘草

當歸　白芍藥產後減芍藥加生地黄　大黄各等分

右為㕮咀每服一兩水一鍾生姜三片同煎七分去柤温服不拘時候

小承氣湯

治傷寒日深恐有燥糞欲知之法少服小承氣湯腸中轉失氣者必有燥糞乃可攻之此和胃氣之藥也

枳實　厚朴　大黄各等分

右為㕮咀每服半兩水一盞生姜三片同煎七分去柤不拘時候温服

消滞丸

消酒進食寬中利膈

黑牽牛半斤炒取頭末四兩　香附子　五靈脂炒各二兩

右爲細末醋糊爲丸桐子大每服三十丸食後生姜湯送下

禹攻散

治一切水濕疝氣

黑牽牛末一兩　茴香炒半兩

右爲細末每服五錢生姜湯調下臨臥服

羌活愈風湯

羌活　甘草　蔓荆子　防風

川芎　細辛　枳殼　人參
麻黃　薄荷　枸杞　當歸
知母　地骨皮　黃耆　獨活
杜仲　白芷　秦艽　柴胡
半夏　前胡　厚朴　熟地黃
防已各二兩　白芍藥　黃芩各三兩　石膏四兩
蒼朮四兩　生地黃四兩　官桂一兩　白茯苓三兩

一方加

寄生　陳皮　白茯苓三兩　赤茯苓
藁本　青皮　天麻　牛膝

赤芍藥　桔梗　大黃

右各等分每服二兩水二鍾天陰加生姜三片同煎七分去柤温服不拘時候如欲發汗加麻黃一倍如欲利加大黃一倍如虛風群藥二沸入常酒半鍾如寒濕之氣疼痛亦加酒半鍾空心食前一服臨臥一服風證早晨服寒濕氣臨臥服微汗為度

獨活寄生湯

治風寒濕痺

獨活二兩　寄生　杜仲剉細炒　牛膝酒浸半日晒乾

秦艽　當歸　芍藥　川芎
熟地黃　官桂　細辛　茯苓
防風　甘草　人參各一兩
右為㕮咀每服一兩半水二鍾生姜三片同煎七
分去柤微熱服不拘時候
轉舌膏
治中風舌蹇不語
清劑加　菖蒲　遠志各少許
右為細末煉蜜為丸如櫻桃大硃砂為衣每服三
五丸用薄荷湯化開或食後或臨臥或食遠服

活命金丹

治中風神不清

清劑加　青黛　藍根各一分

右為細末煉蜜為丸如彈子大硃砂為衣外加金

箔每服一丸用茶清化開食後或臨臥服

小陷胸湯

治傷寒心下滿痛名曰小結胸

瓜蔞半枚去蒂子剉碎　生半夏三枚　黃連二錢　生姜三錢

右用水一大碗煎瓜蔞實取汁半碗後下餘藥再

煎三四沸去粗温服不拘時候

大陷胷湯

治傷寒從心下至小腹堅滿硬痛名曰大結胷

大黄　芒硝各半兩　甘遂末少許

右用水一大碗先煎大黄甘遂次下芒硝取半碗分作二處先服一半以利為度未利再服非明了醫士未敢用此藥也

三黄瀉心湯

治心經熱

大黄　黄芩　黄連各等分

右為㕮咀每服三錢水一盞煎七分去柤食後温

服

寧肺散

治一切寒嗽

罌粟殼不拘多寡 甘草 乾姜 當歸

白礬 陳皮

右為細末每服三錢用烏梅三箇煎韲汁半盞臨臥調服

如神丸

治一切癇病

代赭石一兩一 白礬半兩

右為細末用糯米粥為丸如桐子大每服三十丸
用溫米飲湯食後送下

延壽丹

治一切筋攣骨痛寒濕之疾

草烏頭炮裂二兩 蒼朮二兩 小茴香炒三兩

右為細末酒打麵糊為丸每服三十丸如桐子大
每服五十丸如豌豆大用鹽酒空心下以乾物壓
之忌食熱物

清解散

治一切感冒

蒼术炒二兩　荆芥二兩　甘草一兩　麻黄一兩半

右為㕮咀每服一兩半水二鍾生姜三片葱白一莖同煎七分去柤微熱服以被盖覆取汗為度不拘時候

如意通聖散

治風濕走注疼痛

罌粟殻　丁香皮　麻黄　防風

當歸　川芎　甘草各等分

右為㕮咀每服一兩半炒令黄色水二鍾煎七分去柤入研細乳香沒藥二味各少許再煎一沸微

熱服以被蓋覆取汗為度不拘時候

大橘皮湯

治一切濕熱腫滿小便赤澀大便泄瀉心腹痞悶

五苓　天水各半兩　木香　檳榔

陳皮各一撮

右為㕮咀水二鍾生姜三片同煎七分去柤温服

不拘時候

三化湯

治中風大便不通

小承氣一兩　羌活二錢

右為㕮咀水二鍾生姜三片同煎七分去柤温服不拘時候以利為度

玄青丸

治大人小兒一切痢疾

黄連　黄栢　青黛各五錢

濕劑加

右為細末滴水為丸如菉豆大每服十五丸温水下在食前空心如治小兒丸如麻子大每服十丸量歲用之

芍藥栢皮丸

治一切血痢

黄連　黄栢　當歸　皂礬各等分

右為細末麵糊為丸如桐子大每服百丸温水食前送下

大金花丸

火劑不拘多少加　大黄

右為細末麵糊為丸如桐子大每服五十丸温水下食後或臨卧

瘦風丸

治一切痰實

人參　白术　白茯苓　南星

半夏　白礬各五錢　薄荷　蛤粉

寒水石　藿香各三錢　黃芩二兩　大黃

滑石　黑牽牛半炒取末四兩　乾生姜四錢

右為細末滴水為丸如桐子大每服三十丸食後

生姜湯下

琥珀散

治經水不調

穿山甲灰火內炮五錢　當歸尾焙　蒲黃三錢　辰砂一分

右㕮咀碾為細末每服三錢空心溫酒調下

八正散

治小便不通無悶

瞿麥　扁蓄　木通　車前

山梔　大黄　甘草　滑石各等分

右為㕮咀每服一兩半水二鍾燈心三十莖同煎七分去柤食前温服

珍珠粉丸

治脱滑精氣

黄栢二兩　蛤粉一兩炒

右為細末麵糊為丸如桐子大每服百丸空心鹽湯下

封髓還元丹

治脫滑精氣

黄栢二兩　砂仁　甘草各五錢

右為細末麪糊為丸每服五十丸如桐子大每服百丸如菉豆大空心鹽湯下

瓜蒂散

治中風牙關緊急及風癇病之吐劑

瓜蒂　赤小豆各等分

右為細末每用半錢強壯人一錢用白湯調下不拘時候不吐者以虀汁半盞頓服以雞翎探之吐

不止者以麝香湯止之

便毒發腫

知母　貝毋　黑牽牛　天花粉

川山甲　蕨靈仙

右水酒煎服

心印紺珠經終

天地之大德曰生生人者天地之心也聖人者爲天地立心者也出而裁成輔相以左右民者罔不備故神黄氏之王天下作方書以療民疾至成周醫瘍之制立而其法益詳蓋法天地而布五運六氣之序取物材而辨君臣佐使之宜察脉理而明天札昏瘥之原於是乎藥石以攻之五味以調之俾民之危者安

病者起咸若其性而生之之道具載也

春秋以降聖王不作列醫書爲方技而

其術始荒噫其亦弗思也矣今去周又

二千餘年吾

左山翁作於千載之下慨然以安天下

爲心者適守嘉禾申明

聖諭釐革弊習督士課清賦稅禁游食凡

所以正民德厚民生者悉次第舉行之

矣暇日嘗語余曰父母之於子無所不用其愛而惟疾之憂則尤切諸裏顧民之夭札昏瘥庸非父母斯民者之責耶余曰然療病惟醫醫難其人求醫之明須方書以示教也公曰古方書多矣博者病於繁文約者失於寡要若紺珠經者其醫家之捷徑乎余曰是書昔得諸閫藏之久矣敢以是爲仁政之一助公

喜命校而刻之與
聖諭諸書並行夫修短之紀繫乎天參贊
之方存乎人君子之所以仁壽斯民者
養之而其生厚矣教之而其德正矣又
醫之而其天濟矣三者備而父毋之道
庶幾乎噫此公今日惓惓之實心也則
斯刻也豈其微哉善醫國者其繹諸江
州陳守義識